어쩌다 도박

정신건강의학 시리즈 01

중독자와 가족을 위한
8주간의 치유여행

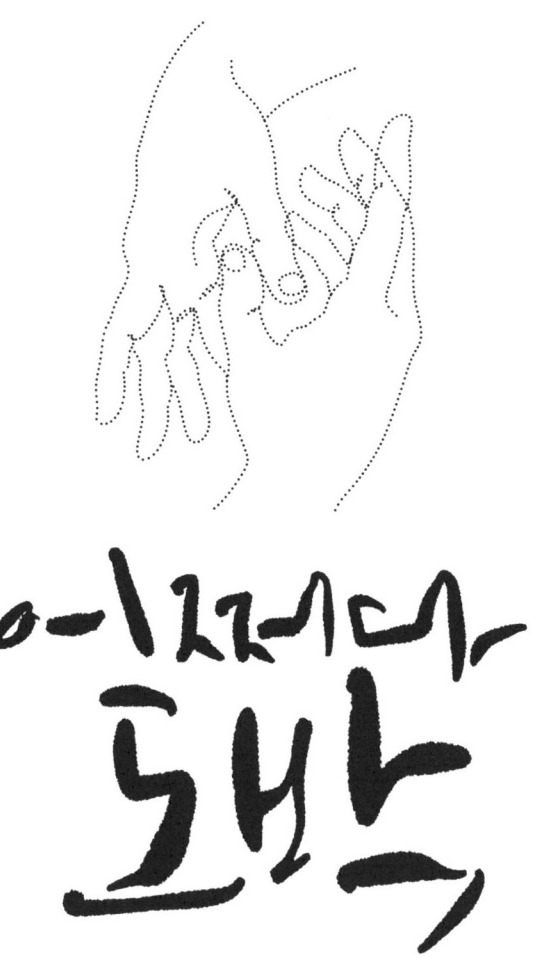

어쩌다 도박

신영철·최삼욱·하주원 지음

블루페가수스

기꺼이 우리의 스승이 되어준
GA의 협심자들과 그 가족들에게 이 책을 바친다.

차례

프롤로그 나는 어떻게 도박중독을 치료하는 전문의가 되었는가?_신영철 • 010
치료의 한 장면 한 장면을 고스란히 담아내다_최삼욱 • 016
많은 중독자가 치유와 회복의 출발선에 서기를_하주원 • 018

첫 번째 시간 도박중독은 병이다 • 021

도박한다고 수고가 많았습니다 ｜ 당신은 '나쁜 놈'인가? ｜ 정해진 시간에 나타나기 ｜ 거짓말은 이제 그만 ｜ GA에 다녀오기 ｜ GA의 제1계명 ｜ 당신은 도박중독자입니까? ｜ 치료는 0 아니면 100 ｜ 조절 도박은 가능한가? ｜ 도박중독은 뇌의 병인가? ｜ 도박중독은 90일병 ｜ 내성과 금단증상 ｜ 당신의 뇌가 문제다 ｜ 하지 않겠다는 말은 하지 말라 ｜ 도박에 잘 빠지는 성향 ｜ 자극추구형 도박중독자 ｜ 현실도피형 도박중독자 ｜ 약물치료가 도움이 되는가? ｜ 어떤 치료가 가장 좋은 치료인가? ｜ 여성과 도박 ｜ 여성 중독자들은 다 어디로 갔는가? ｜ 여성 중독자들은 남성과 다른 임상 양상을 보이는가? ｜ 여성 중독자, 어떻게 치료할 것인가? ｜ 스스로 그리고 서로 돕기 위한 모임 ｜ 운이 좋은 사람들

두 번째 시간 생각과 행동을 바꿔라　　　　　　　　　• 073

왜 비합리적인 행동을 할까? ｜ 게으름, 도박중독자의 특성인가? ｜ 세상에서 제일 재미있는 것 ｜ 왜 도박중독자임을 시인하지 않는가? ｜ 당신은 도박을 끊을 수 없다? ｜ 그래도 당신 책임이다 ｜ 도박이 무서운 이유 ｜ 인지왜곡, 잘못된 생각들 ｜ 도박은 돈의 문제인가? ｜ 즉각적인 보상이 중독의 핵심 ｜ 왜 돈을 못 따는가? ｜ 도박은 시간과의 싸움 ｜ 오락인가, 도박인가? ｜ 도박의 유형에 따른 분류 ｜ 주사위는 기억력이 없다 ｜ 끝난 경기에도 베팅을 할까? ｜ 약간의 기술이 필요한 도박들 ｜ 약간의 분석이 필요한 도박들 ｜ 잘못된 생각과 행동들 ｜ 스포츠 베팅에 열광하는 사람들 ｜ 주식은 도박인가? ｜ 주식중독자의 특성 ｜ 비트코인, 사다리, 파워볼 그리고 사설 FX마진거래 ｜ 10대도 위험하다 ｜ 내리막길은 고속도로다 ｜ 병적인 낙관주의 ｜ 우울해야 희망이 생긴다 ｜ 선택적 정보 선택 ｜ 어떤 도박이 중독성이 강할까? ｜ 왜 '바카라'인가? ｜ 하우스의 황제, 바둑이 ｜ 돈을 잃는 줄은 아는데 ｜ 미신적인 생각 ｜ 좋은 것만 기억하기, 큰 승리 ｜ 거의 이기기 직전의 기억들

세 번째 시간 도박을 끊어야 하는 이유　　　　　　　　• 157

도박 치료의 이유 ｜ 도박에서 벗어나서 좋은 점 ｜ 아내의 얼굴을 그릴 수 있는가? ｜ 신뢰, 도박으로 잃은 것 ｜ 빚에 대한 의논 ｜ 결과에 대해 스스로 책임지기 ｜ 빚을 짊어지고 살자 ｜ 꼬리를 남겨두지 말라 ｜ 우선순위 정하기 ｜ 좋지 않은 직업들 ｜ 마음의 빚 갚기

네 번째 시간 급성기 최고의 전략, 36계 전법 • 185

고위험 상황 피하기 ｜ 도박의 욕구가 올라오는 상황들 ｜ 지갑에 뭐가 들었는가? ｜ 36계, 급성기 최고의 전략

다섯 번째 시간 재발은 희망이다 • 201

재발하면 박수를 쳐라 ｜ 재발의 신호 알아채기 ｜ 재발의 문제점 ｜ 살다 보면 그런 날이 온다 ｜ 자신을 지키는 힘

여섯 번째 시간 도박중독에서 살아남기 • 217

하지 않는 시간에 초점을 맞춰라 ｜ 본드중독을 치료해준 의사 이야기 ｜ 하는 시간 줄이기, 하지 않는 시간 늘리기 ｜ 안 한 것과 못 한 것 ｜ 오늘 하루만 ｜ 자리가 사람을 만든다 ｜ 누가 살아남는가?

일곱 번째 시간 **가족을 위한 치유의 시간** • 235

그렇게 하고 싶을까? ㅣ 당신 탓은 아니지만… ㅣ 홀로 선 자만이 남을 도울 수 있다 ㅣ 내가 바뀌는 것이 우선이다 ㅣ 하지 말라는 말은 하지 말라 ㅣ 아내의 눈물, 그리고 치료의 동기 ㅣ 아버지의 훈계는 효과가 있을까? ㅣ 왜 이혼하지 않는가? ㅣ 공동의존에서는 벗어나라 ㅣ 관심의 초점을 바꿔라 ㅣ 도박중독자의 아이들 ㅣ 도박중독은 유전이 되는가?

여덟 번째 시간 **도박 없이도 행복한 인생을 위하여** • 267

도박 빚을 딸로 갚은 비정한 아빠 ㅣ 무엇이 가장 큰 잘못인가? ㅣ 8주간의 긴 여행 ㅣ 자신을 믿지 말라 ㅣ 스트레스는 도박중독의 원인이 아니다? ㅣ 10년 전에만 알았더라면! ㅣ 중독에 빠지면 인간의 본성이 파괴된다 ㅣ 치유와 회복에 이르는 길 ㅣ 당신과 무슨 차이가 있는가? ㅣ 도박 없이도 행복한 인생을 위하여!

부록 도박중독 치료 매뉴얼 • 289

프롤로그

나는 어떻게 도박중독을 치료하는 전문의가 되었는가?

불행해서 중독에 빠지고, 중독에 빠져서 또 불행해진다. 이것이 중독 문제의 핵심이다. 인생이 재미있고, 회사에 잘 적응하고, 가족과도 행복한 시간을 보낸다면 누가 밤마다 술만 마신다거나 도박판만 기웃거리겠는가? 아이들의 인터넷 게임중독도 마찬가지다.

"우리 아이는 다른 건 아무 문제가 없는데 하루 종일 게임만 해요."

이런 어머니를 만난 적이 있다. 그럴 리가 있나? 아이 입장에서는 그것보다 재미있는 게 현실에 없는 거다. 너무 당연한 이야기다.

사실 나는 도박중독을 치료하는 정신건강의학과 전문의다. 미네소타대학교에서 연수를 마치고 돌아와서 도박중독클리닉을 운영하며 15년간 많은 도박중독자를 만났다. 안타깝지만 지금은 기업의 정신건강을 담당하는 기업정신건강연구소를 맡고 있다 보니 본의 아니게 잠시

이 분야를 떠나 있지만 도박중독 분야는 나의 전공이다.

도박중독을 공부하게 된 것은 내 인생에서 전혀 계획에 없던 일이었다. 정신의학을 공부하면서 도박중독 환자를 보게 될 것이라고는 상상도 하지 못했다. 중독 분야에 전혀 경험도, 관심도 없던 내가 어느 날 그 분야의 전문가가 된 것이다.

미네소타대학교에 연수를 갈 때는 그저 불안장애, 그중에서도 강박증에 대한 연구를 하게 되는 줄 알았다. 그런데 이를 어쩌나, 미네소타대학교에서 만난 지도교수이신 김석원 교수님의 한마디는 나를 상당히 당황하게 만들었다.

"신 선생, 강박증 연구는 끝났고, 이제 도박중독에 대한 약물치료 연구를 하고 있는데 같이하면 어떨까요?"

기가 찰 노릇이다. 도박중독이라고? 이걸 약으로 치료한다고? 당시만 해도 도박중독 분야는 정신의학계에서는 물론이고 중독을 전공하는 사람에게도 생소한 분야였다. 이걸 공부하고 연구하고 한국에 간다면 도대체 어디에 쓸모가 있다는 말인가? 병원을 찾는 도박중독 환자도 없는데!

할 일도 없고 시간은 많고, 지도교수의 권유를 거절할 수도 없으니 별수 없이 연구에 참여하게 되었다. 그런데 이게 웬걸, 약을 먹고 중독자들이 욕구가 줄었다고 보고를 하는 게 아닌가?

약물치료 후 김석원 교수께 보내온 한 환자의 편지는 나를 놀라게 하기에 충분했다. 10대부터 술을 마시고 마약을 접하고, 20대에 섹스와 도박에도 빠지고…, 평생 중독 없는 삶은 상상할 수도 없었다는 50대의 남성. 약을 먹고 치료를 받으며 평생 자신을 괴롭혔던 '갈망'에서 벗어나 새로운 삶을 살고 있다는 감사의 편지. 그렇게 자기 발로 찾아와 중독자라고 말하며 약을 먹고 치료를 받는 사람들을 보며 정말 신기하다는 생각을 했다. 연구를 마감하고 두 개의 논문이 세계적으로 인정받는 잡지에 실리게 되었는데 영광스럽게도 공저자로 이름을 올리게 되었다.

당연히 귀국 후 도박중독자들을 볼 생각은 없었다. 아니, 생각이 있었더라도 병원을 찾는 도박중독자가 없을 것 같았다. 그런데 놀랍게도 귀국하자마자 졸지에 도박중독 전문가가 되는 이상한 일이 벌어지기 시작했다. 오자마자 마사회 상담소와 계약이 이루어지고 그곳 상담소에서 도박중독자들의 진료를 의뢰하기 시작했다. 당시 내가 아는 한, 국내에서 유일한 전문기였던 마사회 상담소의 심리학자, 이홍표 선생의 의뢰를 받아 진료를 보기 시작한 것이다.

이후 강원랜드 카지노의 중독자들 문제가 신문과 방송을 타기 시작했고, 얼마 지나지 않아 로또가 도입되었다. 로또 도입에 대한 찬반양론이 팽팽히 맞서게 되는데 방송 토론회 등에 전문가 패널로 단골로 나가게 되었다. 본의 아니게 전문가가 되었고, 예상과 달리 도박중독자들이 병원을 찾아오는 것이었다. 이후 몇 년간 대한민국은 '도박 공화국'이었다. 기억이 나실지 모르겠다. 로또 열풍에 이은 '황금성', '바다 이야기'의 광풍.

경험도 없던 사람이 졸지에 전문가가 되었으니 고민이 많았다. 내가 이 힘든 길을 '계속 가야 하는가? 병원 입장에서는 수익성이 전혀 없는 진료, 다른 환자를 보는 것보다 시간은 몇 배로 걸리고 수익은 절반도 되지 않는다. 배울 곳도 별로 없고 경험이 있는 선배도 별로 없으니 그저 내가 길을 만들며 가야 하는 상황, 이때 가장 큰 힘이 되었던 사람들이 있다. 바로 GA(단도박 모임)의 협심자들과 그 가족들이었다.

귀국 후 얼마 지나지 않아 강의 의뢰를 받고 참석했던 GA의 춘계연수, 나에게는 충격 그 자체였다. 그들의 이야기를 듣고 함께 울고 웃으며 지냈던 순간들이 늘 나의 머리에서 떠나지 않았다. 그곳에서 보았던 가족들의 표정, 어떻게 그런 밝은 표정을 지을 수가 있을까? 무엇이 그들로 하여금 웃게 만드는 것일까? 도대체 무엇이 치료적 의미가 있으며, 무엇이 그들에게 희망을 주는가? 끝없이 드는 의문들. 나도 모르게 도박중독자를 보는 것이 내 운명처럼 느껴지기 시작했다.

물론 힘든 시기도 있었지만 최삼욱 선생이 클리닉에서 전임의를 하게 되면서 큰 힘을 얻었고, 함께 집단치료를 시작하고 좀 더 체계적인 치료 프로그램을 만들 수 있었다. 이후 하주원 선생이 합류하면서 많은 논문이 나오고 여러모로 큰 도움을 받았다. 앞서 말했지만 지금은 여러 기업의 정신건강을 담당하는 기업정신건강연구소의 소장으로 있다. 안타깝지만 도박중독 환자의 진료는 볼 수가 없다. 다행히 최삼욱, 하주원 원장을 비롯한 후배들이 열심히 진료를 보고 있으니 고마울 따름이다.

오래전부터 중독 분야를 전공하는 몇몇 후배로부터 그간의 치료 경험을 책자로 만들어 보라는 권유를 많이 받았다. 그리고 이제야 용기를 내어 책을 쓰게 되었다.

너무 구식 치료 방법이라고 흉을 봐도 할 말은 없다. 맞는 말이기 때문이다. 근거도 없는 혼자만의 방식이 아니냐고 해도 인정하겠다. 그냥 개인으로, 집단으로 하던 치료 방식을 그대로 글로 옮겼다. 학문적인 근거도 중요하지만 경험을 그대로 책자로 만드는 것도 나름 의미 있는 일이라고 믿고 시작한 일이다.

이 책은 저자들의 치료 경험이 바탕이 된 것이지만, 중독 분야의 많은 선배, 특히 알코올중독 치료 분야 선배들의 기법이 많이 녹아 있다. 그 기법들을 응용하여 도박중독 환자의 치료에 적용한 부분이 많음은 말할 필요도 없다. 남들이 잘 가지 않는 길, 중독의 치료에 평생을 바친 여러 선배들께도 존경과 감사의 인사를 드린다. 미네소타대학교에서 중독에 대해 새로운 눈을 뜨게 해주신 김석원 교수님, 늘 믿고 후원을 아끼지 않으시는 존경하는 스승, 이시형 박사님께도 감사의 말씀을 전한다. 함께 도박중독클리닉을 운영하며 고생했던 최삼욱·하주원 선생, 이제는 나보다 더 이 분야의 전문가가 된 그들과 함께 이 책을 내게 된 것은 나에게는 큰 행운이다. 이 책이 나오기까지 도움을 주신 블루페가수스 출판사의 조자경 대표와 정민규 편집팀장께도 감사를 드린다.

치료에 참여하여 자신의 이야기를 솔직하게 나누어 주었던 도박중독자들과 그 가족에게도 감사를 드린다. 가장 큰 감사는 기꺼이 나의 스승이 되어주었던 GA의 협심자들과 그 가족들에게 돌린다. 그들이 아니었다면 나는 일찌감치 이 길을 포기했을지도 모른다. 아마 이 책이 나올 일도 없었으리라.

　도박중독에서 벗어나는 것이 얼마나 힘든 일인지, 단순히 도박을 끊는 것을 넘어 치유와 회복으로 가는 과정이 얼마나 힘든 여정인지를 잘 안다. 이 책을 공부한다고 쉽게 이루어질 것이라고 기대하지는 않는다. 그러나 도박으로 지친 많은 중독자와 그 가족들이 회복으로 가는 여정에 약간이나마 도움이 된다면 그것으로 충분히 만족한다.

　실제 집단에서는 20시간에 가깝게 함께 이야기를 나눈다. 안타깝지만 모든 내용을 이 책에 담을 수는 없었다. 부족하지만 치료 과정의 핵심적인 이야기는 다 들어가도록 노력했다. 이 책에 나오는 모든 사례는 개인정보보호를 위해 본인의 허락을 받았거나 각색한 것임을 밝힌다. 부록에 있는 '도박중독 치료 매뉴얼'은 누구든지 사용해도 무방하다. 이 분야의 전문가들에게도 작지만 보탬이 될 수 있다면 고맙고 영광스러운 일이다.

신영철
강북삼성병원 정신건강의학과 교수

치료의
한 장면 한 장면을
고스란히 담아내다

강북삼성병원에서 전임의를 하던 2006년 한 해는 나에게는 참 축복받은 시간이었다. 늘 옆에서 신영철 교수님의 치료하시는 모습을 보고 배울 수 있었기 때문이다. 평소에는 겸손하고 자상한 분인데 치료 상황에서는 엄청난 카리스마로 집단의 치료적 다이내믹을 만들어 내시는 모습을 보면서 감탄했던 시간들이 떠오른다. 아무도 흉내 낼 수 없지만, 본받고 싶은 표본이 되어주셔서 늘 감사한 마음이다.

이 책에는 도박중독의 치료, 특히 집단치료의 한 장면 한 장면이 고스란히 담겨 있어 마치 글을 읽는 것이 아니라 영화를 보고 있는 듯하다. 신 교수님의 오랜 경험이 담긴 것이어서 더욱더 실감나게 느껴지는 것 같다.

나는 현재 개원한 의원에서 도박중독 치료를 하고 있지만, 어떤 상황에서는 신 교수님이라면 어떻게 하셨을까 고민하는 부분이 아직도 많다. 중독 치료를 18년 정도 했으니 단단해질 만도 한데 재발하는 환자를 볼 때는 아직도 힘이 든다. 하지만 분명 치료를 통해 자신과 가족이 회복되는 분들이 존재하기에 여전히 치료 현장을 지키고 있는 것 같다.

이제는 더 많은 동료와 후배가 이 책을 통해 도박중독 치료에 관심과 힘을 쏟기를 기대한다. 또한 도박중독 문제로 고통 가운데에 있는 환자와 가족들이 지치지 않고 힘을 내어 회복의 열매를 경험하시기를 진심으로 희망한다.

최삼욱
진심정신건강의학과의원 원장

많은 중독자가
치유와 회복의
출발선에 서기를

신영철 교수님과 함께 도박중독 치료에 참여하면서 치료를 통해 삶이 바뀌는 사람들을 보며 같이 행복해했다. 그러면서 데이터로 담을 수 없는 놀라운 순간들을 어떻게 하면 붙잡을 수 있을까 고민했다.

신 교수님과 함께했던 도박중독 치료는 단순히 중독자만을 위한 시간이 아니었다. 중독자와 치료자가 함께 가슴을 열고, 울고 웃으며 성장해 나가는 과정이었다. 그야말로 중독자와 치료자가 함께 떠나는 치유의 여행이었다.

아직 우리 사회는 도박중독에 대한 관심이 적고, 이 분야의 전문가도 많지 않은 것이 현실이다. 신 교수님과 함께했던 현장에서의 치료 경험이 그 누구의 머릿속에도 남지 않는 때가 올까봐 두려웠다. 그 귀중한 현장이 언제까지나 보존되어야 한다는 것을 전부터 느끼고 있었다.

그 보존 과정에 함께 참여하게 되어서 기쁘다.

도박중독은 치료가 필요한 질병이다. 많은 중독자가 이 책을 통해 스스로에 대해, 그리고 중독에 대해 이해하고 치유와 회복의 출발선에 설 수 있기를 기대한다. 또한 가족들에게는 작지만 희망을 주는 책이 될 것이라고 기대해본다.

하주원
연세숲정신건강의학과의원 원장

첫 번째 시간

도박중독은 병이다

도박한다고
수고가 많았습니다

혹시 도박 문제가 심각해서 누군가와 상담을 해본 적이 있는가? 상대가 무슨 말을 하던가? 지금은 나름 이 분야의 전문가도 많고 도움을 주는 기관도 많지만 사실 20년 전만 해도 사행산업체에서 운영하는 상담소와 GA(Gambler's Anonymous, 단도박 모임, 이하 GA) 외에는 도움을 받을 전문가나 기관이 많지 않았다. 정신건강의학과 전문의만 해도 이 분야에 경험이 많은 분은 거의 없었다. 도박중독클리닉을 열고 중독자를 만나다 보면 거의 대부분이 도박에 대한 전문성이 없었던 상담소나 병원을 거쳐서 오는 분들이었다.

"그곳 선생님은 뭐라고 하시던가요?"

이런 질문을 던지면 예상했던 대로 비슷한 대답들이 돌아온다. 기본적으로는 도박을 끊으라는 이야기다. 도박이 얼마나 피해가 큰지, 얼마나 가족과 아이들에게 상처가 되는지, 그런데도 도박을 계속하면 당신은 나쁜 사람이 아니냐, 가족을 생각해서라도 참아라, 그래도 다시 하면 이혼한다는 각서를 쓰라, 별별 비슷비슷한 이야기를 이미 다 듣고 왔다.

심지어는 중독자와 상담을 마치고 따로 아내를 조용하게 불러 이런 이야기를 하더란다.

"부인, 잘 생각해요. 도박중독은 절대 치료가 안 돼요. 빨리 이혼할 준비나 해요."

GA 모임에 참여했던 어떤 부인도 비슷한 이야기를 한 적이 있다. 남편이 도박으로 감옥에 가 있는 상황, 도저히 살 길도 없고 막막해서 어찌해야 할지도 모르겠는데 누가 법률적 조언을 해주는 공익기관을 소개해 주어서 가보았단다.

"남편은 도박으로 감옥에 가 있고, 애들은…."

이야기를 시작하자마자 더 이상 듣지 않겠다는 듯 말을 끊고 서류 한 장을 주는 것이 아닌가? 바로 이혼 서류다. 그걸 보는 순간 할 말이 없었단다. 다행히 GA 모임을 알게 되어 다시 희망을 갖게 되었다고.

도박중독자들이 수도 없이 들었던 이야기, 결론은 '당신은 나쁜 사람이다'라는 말이다. 상담자나 법률기관에 근무하는 그 사람들의 심정이나 태도는 충분히 이해가 된다. 도대체 들어보면 희망이 없지 않은가? 이 사람이, 이 환경이 바뀔 수 있을 거라는 일말의 희망이라도 있어야 무슨 상담을 하든, 같이 살라고 조언을 하든 할 것 아닌가?

도박중독자들을 진료하던 초기, 의학적인 지식은 나름 갖추고 있었지만 경험도 부족하고, 도대체 중독자나 가족을 어떤 태도로 대해야 할지 알지 못했을 때, 가장 큰 도움이 되었던 것은 GA의 협심자들과 그 가족들이었다. 모임에서 중독자들은 스스로를 '협심자協心者'라고 부른다.

"그동안 도박한다고 수고가 많았습니다."

한국 GA의 창시자인 백 신부님의 어록이다. White라는 성을 가진 미국인 신부님이셨다. 지금은 고인이 되셨지만 1984년 처음 한국에 GA 모임을 소개하고 만드신 분이다. 놀랍게도 신부님 자신이 과거 카지노 도박중독자였다. 미국 GA를 통해 스스로 회복하고 한국으로 다시 와서 한국 GA를 시작하신 것이다. 이분이 처음 GA 모임에 참여한 어느 협심자에게 하신 말씀, 도박하느라고 얼마나 고생이 많았냐고. 이 말을 듣고 처음 찾아온 중독자가 눈물을 흘리며 모임에 참여하게 되었다는 전설 같은 이야기다.

한국어 발음도 서툰 서양의 신부님이 자신의 손을 잡고 하는 말을 듣고 그 중독자는 무슨 생각이 들었을까? 모든 사람이 자신을 욕하고, 비난하고, 질책하지 않았던가? 본인 스스로도 마찬가지 아니었겠는가? 당연히 그런 욕을 먹을 각오를 하고 모임을 찾지 않았을까? 놀랍게도 거기서 들었던 위로의 말, 그것은 그 중독자의 인생을 바꾸는 시작점이 되어 주었다.

가족 생각도 안 하고, 아이들의 아픔도 나 몰라라 하고 혼자 도박에 빠져 있었으니 나쁜 인간으로 느껴질지 모르겠다. 자기 혼자 재미는 다 본 것 아닌가? 어쩌면 그런 생각이 드는 게 당연한 것인지도 모르겠다.

그러나 조금만 생각을 바꿔보자. 그는 정말 도박에 빠져 있으면서 괴롭지는 않았을까? 돈을 잃고 새벽에 들어가는 마음은 편안했을까? 나름대로 도박에서 빠져나오기 위해 노력을 해본 적도 있지 않을까? 혹시 스스로 자포자기하고 있었던 것은 아닐까?

어찌 되었건 GA가 만들어졌다는 소식을 듣고 스스로 찾아왔다면 자신의 문제에 대해 조금이라도 알고 변화를 시도하려는 동기가 있지 않았겠는가? 자신의 손을 잡고 함께 아파해 주었던 백 신부님의 진정성이 그의 마음을 움직인 것이리라.

저자들은 이 놀라운 기법을 기꺼이 수용해서 치료 프로그램을 만드는 데 활용했다. 집단치료의 첫 시간도 이 이야기로 시작한다.

당신은 '나쁜 놈'인가?

집단치료는 보통 적게는 5명, 많게는 10명 정도의 중독자들이 함께 한다. 주 1회, 보통 2시간 정도가 소요되고 8주간 실시한다. 외래 진료 후 집단에 참여할 것을 권유하면 일부의 사람들이 마지못해(외견상 자발적인 경우도 가끔 있지만) 동의하고 수동적으로 참여한다. 첫 시간의 분위기는 여러분이 생각하는 것과 비슷하다. 어색하고 서먹서먹한 분위기 그 자체다. 치료자가 들어가면 대부분 고개를 푹 숙이고 있다. 일부는 한숨을 쉬며 허공을 쳐다보기도 하고.

치료진을 소개하고 간단히 자기소개를 한다. 어떤 도박을 얼마나 했는지, 어떻게 해서 도박을 시작하게 되었는지, 빚은 얼마인지, 왜 이 모임에 참여하게 되었는지, 이 모임에서 기대하는 것은 무엇인지 등에 대해 자유롭게 이야기한다. 물론 개인정보를 보호하기 위해 이름도 '여주 김 선생' 이런 식으로 붙인다(이는 GA 모임의 방식과 같다).

소개가 끝나고 나면 드디어 시작이다. 가능하면 그중에 제일 치료 동기도 있고 참여를 잘할 것 같은 사람에게 질문해본다.

"김 선생님, '도박중독자' 하면 떠오르는 단어가 뭔가요?"

"글쎄요, 뭐 '나쁜 놈'이겠지요."

"다른 분들도 한번 이야기해 보세요. 세상 사람들은 '도박중독자'라고 하면 무슨 생각을 할까요?"

"사기꾼, 도둑놈, 의지박약자, 거짓말쟁이….'"

온갖 이야기가 나온다. 당연히 모두 부정적인 단어다. 긴장이 좀 풀어지는지 자신들이 말하면서도 웃기도 한다.

"자, 그럼 이제 고개를 들고 상대방의 얼굴들을 한번 쳐다보세요. 방금 여러분이 말한 사기꾼, 나쁜 놈, 도둑놈, 한번 찾아보세요."

다들 마지못해 고개를 들고 서로의 얼굴을 쳐다본다.

"김 선생님, 앞에 있는 정 선생님 한번 봐요. 사기 잘 치게 생겼지요?"

다들 웃는다.

"전혀 그렇게 안 생겼는데요."

"그래요? 이상하네. 그럼 정 선생님은 김 선생님 한번 보세요. 나쁜 놈처럼 생겼지요?"

"아니요, 엄청 착하게 생겼는데요. 순진해 보이는데요."

"어떻게 된 거지요? 도박중독자는 '나쁜 놈, 사기꾼'이라고 여러분이 말했는데."

"여러분이 말한 나쁜 놈, 사기꾼은 여기에 없어요. 이유는 간단하지요. 여러분은 그들의 피해자예요. 사기 칠 능력이 있으면 여기 있지 말고 가세요. 가서 사기 치고 나쁜 짓 해서 돈 벌어요. 그럴 능력이 있으면 뭐 힘들게 이런 치료를 해요. 그냥 그렇게 살면 되지. 잘 생각해 보세요. 여러분이 여기 앉아 있다는 건 그럴 능력도 없고, 그럴 수 있는 사람도 아니고, 그럴 생각도 없다는 뜻이에요. 여러분은 그냥 도박의 피해자라는 말이에요. 그러니 이제 치료가 필요하다는 뜻이지요."

표정들이 좀 풀린다. 그러면 그때 GA의 백 신부님 이야기를 들려준다. "도박한다고 고생이 많았다"고.

표정들은 많이 풀리지만 이 정도로 치료 동기가 갑자기 생길 리는 없다. 보통 짧게는 수년, 길게는 20년, 30년 도박에 빠져 있던 사람들이 갑자기 생각이 바뀔 수는 없는 법이지만 슬슬 희망이 생기는 순간이다.

소개를 마치고 분위기가 좀 풀리면 우선 치료에 앞서 세 가지 약속을 한다.

1. 정해진 시간에 나타나기
2. 거짓말하지 않기
3. GA에 다녀오기

치료를 위한 약속에는 어디에도 '도박하지 않기'라는 말이 없다. 가장 중요한 도박 이야기가 빠져 있으니 뭔가 이상하게 들릴지 모르지만 초기의 전략은 다소 역설적인 접근이다.

정해진 시간에 나타나기

"김 선생님, 도박은 해도 좋아요. 그런데 여기는 제시간에 나타나야 돼요. 1주에 한 번 여기만 나타나면 됩니다."

"도박을 안 해야 될 것 같은데요?"

뭔가 이상하다는 반응이다. 역설적인 접근은 중독자들에게 뭔가 새로운 전략임을 알려주는 것이다. 이미 '나쁜 놈', '사기꾼', '의지박약자', '미친놈' 등 부정적인 이야기야 수도 없이 들었지 않은가? 그런데 돈까지 내고 치료받으러 왔는데 또 그런 말을 들어야 하겠는가? 도박하지 말라는 말은 어떤가? 귀가 따갑도록 듣지 않았던가? 효과가 있었던가? 당연히 아무런 의미도, 효과도 없는 말이다. 효과가 있었다면 여기에 있지도 않으리라. 그래서 역설적인 기법으로 시작하는 것이다.

물론 진짜로 도박을 해도 좋다는 말로 오해하지는 말았으면 좋겠다. 치료에 대한 세 가지 약속을 지키는 것이 도박을 하지 않는 것보다 더 중요하다는 뜻이다.

"김 선생님, 도박장에 있다가 와도 좋아요. 이유가 없어요. 무조건 시간이 되면 여기에 와야 해요. 극단적으로 말하면 여기에 왔다가 도박장을 가는 한이 있어도 여기는 와야 돼요. 할 수 있겠어요?"

이유도 없이, 묻지도 따지지도 않고 이 치료에 8주간 참여하는 것이 얼마나 중요한지를 알려주는 것이다. 그럼 실제 8주간의 치료를 끝내는 사람들의 비율은 어느 정도일까? 아마 중독 환자를 많이 경험한 분들은 진자하시리라. 동기가 없는 환자들을 모아놓고 입원도 아니고 외래에서 저녁에 '집단'을 한다고? 그런데 끝까지 참여하기를 기대한다고?

무슨 소리인지 궁금해하시는 치료진도 있을지 모르겠다. 그러나 놀랍게도 8주간의 치료를 빠지지 않고 완료하는 중독자들의 비율이 거의 90%에 이른다. 해외 자료를 보아도 3개월간 치료를 꾸준히 하는 사람들이 60%가 채 안 되니 참석률이 굉장히 높은 것이다. 이유는 간단하다. 일단 비난하지 않는다. 둘째, 도박을 끊으라고 말하지 않는다. 심지어는 도박은 치료자의 관심사가 아니라고 말한다. 이 치료는 도박을 끊는 치료가 아니라고 강조하기도 한다.

"도박을 끊고 말고는 우리 관심사가 아니에요. 정 선생님, 내가 도박하지 말라고 하면 안 할 건가요?"

다들 웃는다.

셋째, 재미가 있다. 치료가 재미있다는 말이 좀 이상하게 들릴지 모르지만 정말로 이 치료에 참여했던 대부분의 중독자들이 참 재미가 있었다고 말한다. 물론 재미만으로 치료가 되지는 않지만.

30년을 도박했지만 왜 자신이 돈을 잃는지, 왜 그 도박에만 열중했는지, 1년을 끊고도 왜 재발했는지, 전혀 이유도 모르고 빠져 있었다는 사실을 충분한 근거를 통해 배우게 된다. 나름 스스로 도박의 전문가라고 믿었던 자신이 왜 그리도 비합리적이고, 비논리적이고, 비이성적인 웃기는 행동을 했는지, 다양한 케이스를 통해 배우게 되니 새로운 경험으로 느껴진다. 그래서 나름 재미있어 하는 것 같다.

그냥 지각, 결석 없이 무조건 참석하면 된다. 8주간은 여기에 오는 것이 최우선이다. 이게 치료를 위한 첫 번째 약속이다.

거짓말은 이제 그만

도박중독자에게 도박을 끊는 것보다 더 힘든 게 딱 한 가지 있다. 바로 거짓말하는 습관을 고치는 것이다. 웃을지 모르지만 엄연한 사실이다. 중독에 빠지면 본의 아니게 입만 열면 거짓말을 하게 된다. 다른 유형의 중독자도 마찬가지지만 도박의 경우 거짓말이 도박을 계속하게 되는 중요한 이유가 된다. 물론 재발의 큰 이유이기도 하다.

어느 알코올중독자와의 대화. 외래 진료실에서 실제로 있었던 에피소드다.

"술 마셨어요?"

"아니요."

"어휴, 입에서 술 냄새가 풀풀 나는데."

잠시 생각을 하다가 중독자가 입을 연다.

"선생님, 사실은 그게 아니고요. 오다가 병원 앞에서 10년 만에 친구를 만나 가지고 점심에 딱 한 잔만 했습니다."

한참을 쳐다보면 자기도 씩 웃는다.

도박중독자는 더하면 더했지 덜하지 않다. 아내와 함께 진료를 보는 도박중독자. 도박을 했는지 물어보면(실제로 진료 시에는 거의 물어보지 않는다) 손을 내젓는다.

"선생님, 이번 주는 전혀 안 했습니다."

옆에 있던 아내가 버럭 소리를 지른다.

"이 인간아, 어제도 밤새고 안 들어오고는 무슨 헛소리를 하고 있어?"

그제야 머리를 긁적이며 또 거짓말을 보탠다. 거짓말이 꼬리에 꼬리를 물고 이어진다. 앞의 거짓말을 위해 또 다른 거짓말을 만들어야 하지 않겠는가? 노력은 가상하지만 왜 3초만 있으면 드러날 거짓말을 하는 것일까? 기왕 거짓말을 할 바에야 좀 그럴듯하게 하든지. 들키지 않게 체계적으로, 조직적으로 할 수는 없을까?

물론 진짜 사기꾼 도박중독자들은 교묘하게 악질적인 거짓말을 일삼지만 우리가 만나는 중독자들은 전혀 그런 재주가 없다. 그들이 거짓말을 하는 이유는 너무도 간단하다.

'순간을 모면하기 위한 방책'이다.

3초면 드러날 거짓말, 무슨 악질적인 이유가 있는 것도 아니다. 중독이 오래되면 그냥 습관적으로 거짓말을 한다. 이 순간만 모면하면 된다는 생각이다. 3초 후 무슨 일이 벌어질지에 대한 생각은 아예 없다. 이 거짓말이 그다음에 어떤 심각한 문제로 이어질지, 결과에 대한 생각은 하지 못한다. 이게 습관화되면 나중에는 중립적인 질문에도 거짓말을 한다.

"식사했어요?"

"아뇨."

일단 아니라고 부인한 후에 생각을 하게 되는 것이다. 웃기는 이야기지만 이런 일이 실제로 벌어진다.

"선생님, 지금 생각해보면 저는 숨 쉬는 것 빼고는 전부 거짓말만 했던 것 같네요."

집단치료에 참여한 어느 도박중독자가 했던 말이다.

도박을 끊는 것보다 힘든 '거짓말하지 않기', 이게 치료를 위한 두 번째 약속이다.

GA에 다녀오기

세 번째 약속은 'GA에 다녀오기'다. 사실 이건 강제성을 띤 의무 사항은 아니지만 강력한 권장 사항이다. 꼭 GA에 다녀오라고 하는 이유가 있다. 사실 모든 중독자가 GA에서 도움을 받을 수 있는 것은 아니다. 치유와 회복의 한 방편일 뿐, GA에 참여하는 것이 최선이라고 우기는 것도 아니다. 참여를 권하는 이유는 그곳에서 작지만 희망을 보고 오기 때문이다. 당연히 가족도 함께 가기를 권한다. 다만 한 방에 뭔가가 해결될 것이라는 헛된 희망을 가지고 참석하는 것은 물론 어리석은 일이다.

일반적으로 중독자는 의사나 상담사의 말을 잘 듣지 않는 경향이 있다.

"선생님은 도박해 보셨어요?"

이 말은 자신이 의사나 상담사보다 더 고수라는 말이다. '내가 30년 도박을 했는데 자기가 알면 얼마나 안다고 나를 상담해?' 뭐 이런 의미다. 그런데 놀랍게도 중독자들은 자신보다 더 고수를 만나면 대부분 조용해진다. GA에 가보시라. 당신이 상상할 수 없는 고수들이 기다리고 있다. 10년을 도박했다고? 이건 명함도 못 내민다. 빚이 5억 원이나 있어 죽고 싶다고? 이건 그냥 용돈 수준이다. 물론 과장해서 이야기한 것이지만 실제로 가보면 깜짝 놀라고 오는 경우도 많다. 그렇다고 미리

기죽을 필요는 없다. 당신과 같은 초심자도 많으니까.

GA를 다녀오면 중독자와 가족에게 물어보는 것이 있다.

"혹시 GA에 참여한 가족들 얼굴 봤나요? 전부 죽을상을 하고 울고 있지요?"

"아니요, 다들 표정도 밝고 웃기도 하고 재미있게 이야기도 하던데요."

GA에 처음 가본 사람들은 놀란다. 자신들이 예상했던 그런 표정들이 아니기 때문이다. 이게 무엇을 의미하는 것일까? 도박중독자의 가족들 아닌가? GA에 참여하면서 도박을 끊고 있는 사람도 많지만 아직도 도박을 하는 참여자도 많다. 빚은 또 어떤가? GA에 간다고 빚이 없어지는 것도 아닌데 어떻게 아내들은, 어머니들은 그런 밝은 표정을 지으면서 있을까?

궁금하지 않은가? 이게 GA의 힘이다. 치료의 약속으로 꼭 GA에 다녀오라고 하는 이유다.

2000년 초 미네소타대학교에서 도박중독 연수를 마치고 귀국해서 GA를 접하게 되었다. 강좌를 부탁받고 갔던 GA의 춘계 연수, 나에게는 충격 그 자체였다. 당연히 미리 짐작을 했다. 모두들 인상 쓰고 죽을상을 하고 있겠구나. 가족들 표정이야 안 봐도 뻔한 것 아니겠는가? 그 사람들을 위해 무슨 말을 하지? 고민이 이만저만이 아니었다.

그러나 연수원에서 본 것은 놀라움 그 자체였다. 아내와 자녀들과 온 가족이 참여한 축제 같은 것이었다. 각 지역별로 나와 장기자랑도 하고 웃고 떠들고 소란스러운 잔칫집 분위기. 이 사람들이 정말 도박중독자와 그 가족인가? 정말 제정신인가? 그러나 하루를 그들과 같이 자고, 이야기를 나누고, 연수에 함께 참여해서 회복자들의 간증(진짜 교회에서의 간증과 비슷한 느낌이다)을 듣고 울고 또 웃으며 그들의 표정을 이해하게 되었다. 그들은 GA에서 희망을 본 것이다.

GA에서 자기소개를 할 때 협심자들은 이런 말로 시작한다.

"저는 치료가 필요한 심각한 도박중독자입니다."

사실 중독자가 스스로 이런 이야기를 하기까지 족히 10년은 걸린다. 욕도 해보고 울어도 보고 협박도 해보고 사정을 해도 중독자는 거들떠보지도 않는다. 결코 스스로 중독자라고 인정하는 법이 없다. 병원을 가자고, GA를 가자고 사정해도 소용이 없다. 자신이 중독자가 아닌데 왜 병원을 가고 모임을 가야 하겠는가?

그렇다면 모임에 왔다는 것은 무슨 뜻이겠는가? 자기 발로 걸어왔건 끌려왔건 상관없다. 작지만, 아주 작지만 스스로 문제가 있다는 것을 어느 정도 인식했거나 인정한다는 뜻이다. 그렇게도 거부하던 사람이 그래도 여기에 오지 않았는가? 열심히 GA에 참여하고 있다면 도박을 끊고 말고를 떠나 어찌 되었건 스스로 자신의 문제를 인정한다는 뜻, 이게 회복의 시작이기 때문이다.

병원을 찾는 경우도 마찬가지다. 비록 이유가 있어 끌려오긴 했겠지만 그래도 왔다는 사실이 중요하다. 면담을 하다 보면 정말로 치료 동기가 없는 사람들이 있다. 뒤에 앉아 있는 아내는 좌절한다. 마지막 희망을 가지고 병원을 찾았는데 자신은 중독자가 아니니 올 필요가 없다고 단호하게 선언한다. 왜 치료가 필요한지 설명해도 별 의미가 없다. 마지막 희망이라고 여겼던 병원에서 남편의 이런 태도를 보고 아내는 어떤 마음이 들까?

이때 치료자는 전법을 좀 바꾸는 것이 좋다. 물론 평가에서 나온 결과에 따라 심각한 정도라고 알릴 필요는 있다. 잠시 설득은 해보지만 도박이 얼마나 해로운지, 당신이 얼마나 심각한 중독자인지, 왜 치료를 받아야 하는지 구구절절 설명할 필요는 없다. 이 시기에 '직면'을 하는 것은 시간 낭비다. 그저 답답한 표정을 짓고 그냥 기다리기만 하면 된다. 조용해지면 뒤에 있는 아내가 눈물을 보인다. 거의 100%다.

"장 선생님, 뒤를 한번 돌아보시지요?"

아내의 울음소리가 들리면 중독자들도 차마 고개를 돌려 쳐다보지 못한다. 그래도 한번 보라고 하면 겨우 잠시 고개를 돌려 쳐다보는 시늉을 한다.

"장 선생님은 자신이 도박중독자가 아니라고 말씀하셨지요? 나는 생각이 좀 다르긴 하지만 나도 인정하지요. 장 선생님은 도박중독자가 아닙니다. 그런데 저 사람 눈물은 어떻게 할 거요?"

대부분 아무 소리도 안 하고 가만히 있다.

"당신이 도박을 하건 말건 저 사람 눈물은 멈추게 해야 할 것 아니요? 다음 주에 또 여기 오세요. 도박 이야기는 빼고 다른 이야기 합시다. 장 선생님이 여기에 온다고 도박을 끊을지 말지는 나도 잘 모르겠어요.

그건 내 관심사도 아니고요. 다만 내가 한 가지 장담하는 게 있습니다. 뒤에서 울고 있는 저 부인의 표정은 바뀔 거라는 겁니다."

결과를 떠나 병원이나 GA에 간다는 사실만으로도 가족은 희망을 품는다. 여기까지 오는 과정이 얼마나 힘들었는지 체험을 통해 이미 잘 알기 때문이다.

GA의 제1계명

혹시 GA의 제1계명을 아는가?

"나는 도박 앞에 무력했음을 시인합니다."

우리는 도박 앞에서 무력할 수밖에 없었고 이로 인해 정상적인 삶을 살 수 없었다는 사실을 인정하는 것, 이게 회복의 1단계. 바꾸어 말하면 '나는 안 된다'는 뜻이다. 아무리 노력하고, 아무리 발버둥 쳐도 도박의 유혹 앞에서는 꼼짝할 수 없었다는 사실을 인식하고 시인해야 한다는 말이다.

이게 인정이 되어야 도움을 받고, 병원을 가건 모임을 가건 할 것 아닌가? GA를 다녀오는 것이 치료에 앞선 약속, 세 번째임을 명심하기 바란다.

당신은
도박중독자입니까?

드디어 본격적인 치료 시간, 첫 질문은 좀 도발적이다.

"이 선생님, 당신은 도박중독자입니까?"

대부분 이 질문을 받으면 대답을 망설인다. 도대체 이 질문의 의미가 뭐지? 어떻게 대답을 하지?

잠시 생각한 후 놀랍게도 거의 대부분의 참석자들이 자신은 중독자가 맞는 것 같다고 대답한다. 아마 집단의 분위기도 있고, 자신이 이미 여기에 참여하고 있으니 그렇게라도 대답해야 할 것 같은 압박감을 느끼기도 하는가 보다. 하여간 일단 좋은 출발이다.

"중독자가 맞아요? 왜 그렇게 생각해요?"

"글쎄요, 늘 도박에 빠져 있었고, 안 하면 자꾸 생각도 나고, 안 해야지 하면서도 계속 가는 걸 보면 중독자가 맞는 것 같은데요."

"최 선생님도 스스로 중독자가 맞다는 생각이 들어요?"

"듣고 보니 뭐 그런 것 같기도 합니다. 저는 아직 그렇게 심각하지는 않은 것 같기도 하고요."

정도의 차이는 있지만 대체로 분위기는 중독자가 맞다는 쪽으로 기울어 간다.

"그렇다면 내가 다시 질문을 합니다. 이 선생님은 경마가 주 종목이지요? 이번 주말에 목숨을 걸고 참으면 경마장에 안 갈 수 있을까요? 이번 주에 내가 경마장에 가면 정말 모든 게 끝난다, 과장되게 말하면 이번 주에 경마장을 가면 내 인생이 끝난다고 가정해봐요. 그래서 목숨을 걸고 참으면 참을 수 있을까요?"

"예, 아마 할 수 있겠지요. 죽을 각오를 하면 그 정도는 할 수 있을 것 같습니다."

"그래요? 정말인가요? 참을 수 있겠어요? 여러분 박수 한번 주세요. 이 선생님은 치료가 끝났습니다. 더 이상 여기 올 필요 없습니다. 이 선생님, 집에 가서 이제 목숨 걸고 참으면 경마를 끊을 수 있습니다."

다들 웃기도 하고 황당한 표정을 짓는다.

"그다음 주에 하겠지요." 옆에 있던 김 선생이 한마디 거든다.

"한 주야 참겠지만 당연히 그다음 주에 갈 텐데, 안 돼요."

"아, 그래요? 그럼 그다음 주도 또 목숨 걸고 참으면 되지 않겠어요?"

목숨 걸고 참으면 참을 수 있다면 왜 치료를 받아야 하는가? 이게 첫 시간의 핵심 질문이다. 이유는 간단하다.

$$\frac{9}{10} = 0$$

이게 무슨 뜻일까? 열 번 중에 아홉 번을 참는 것은 중독의 치료에 있어서 아무런 의미가 없다는 뜻이다. 중독 치료, 특히 도박중독 치료에 있어서 아홉 번을 참았다는 것은 별 의미가 없다. 결국 마지막에 한 번

갔다는 뜻, 어차피 결과가 같다는 말이다.

치료는 0 아니면 100

도박중독의 치료는 0 아니면 100이다. 90% 치료되었다는 말은 0% 치료되었다는 말과 같다. 놀랍게도 스스로의 노력만으로도, 자신의 강력한 의지만으로도 90%를 치료할 수 있다. 문제는 100%까지 가야 하는데, 이건 의지만으로는 어렵다는 것이다.

"저는 마음만 먹으면 안 할 수 있습니다."

맞는 말이기도 하고 틀린 말이기도 하다. 마음만 먹으면 90점을 받을 수 있으니까.

중독자는 매일매일 도박만 하는 사람들이라고 생각하기 쉽지만 절대 그렇지 않다. 하루도 빠지지 않고 도박장을 들락거리는 유형도 있지만 대부분은 그렇지 않다. 굳은 결심으로 한두 달 끊고 다시 하고, 또 일정 기간 마음먹고 끊었다가 다시 하기를 반복하는 경우가 많다. 그들도 이미 체험을 통해 그 사실은 알고 있지만 스스로도 왜 못 끊는지 이유를 모른다. 그러니 왜 안 되는지 그 이유를 알려주는 것이다.

조절 도박은 가능한가?

"선생님, 딱 한 잔만 하면 안 될까요?"

알코올중독자들이 흔히 하는 말이다. 술을 끊으면 관계도 단절된다. 그러니 삶의 재미도 없어진다. 예전처럼 마시지 않고 딱 한 잔만. 중독자의 꿈이지만 꿈에서 깨는 것이 좋다. 이미 중독에 들어갔다 온 뇌는 그럴 능력이 없다.

가끔 조절 도박을 하면 어떤지 궁금해하는 사람들도 있다. 90% 치료되었다는 건 그만큼 나름대로 의미가 있는 것은 아닐까? 물론 전혀 틀린 말은 아니다. 예선처럼 그렇게 하지 않고 가끔 본인이 감당할 수 있는 수준에서 소액의 도박을 한다면 큰 문제가 없지 않을까? 그럴듯한 말이지만 자기 합리화일 뿐이다. 안타깝지만 이미 중독 상태를 경험한 사람들의 경우에는 이런 꿈을 꾸지 않는 것이 좋다.

실제 치료 장면에서 정말로 안 되는 경우 이런 방식이라도 쓰는 경우가 없진 않지만 이게 치료의 목표가 될 수는 없다. 이미 여러 선구자들이 조절 도박, 조절 음주가 중독자들에게 가능한지에 대해 많은 연구를 했다. 그러나 결과는 늘 부정적, 결국 원상태로 돌아가는 경우가 대부분이었다는 말이다. 그러니 일단 우리의 치료 목표는 100%가 되어야 함은 말할 필요도 없다.

도박중독은 뇌의 병인가?

'도박중독이 무슨 병이냐, 그냥 의지의 문제지' 이렇게 생각하는 사람도 많다. 대한민국 사람치고 도박 안 해본 사람이 몇 명이나 되겠는가? 문제는 이런 오락으로서의 도박을 넘어 심각한 상태에 빠진 사람이 너무 많다는 사실이다. 도박중독클리닉을 운영할 당시 500억 이상을 잃고 온 분도 만난 적이 있을 정도니 상상을 초월한다. 심지어는 손가락을 끊고 오는 사람도 실제로 만난 적이 있다. 도박 문제는 그냥 웃어넘길 일이 아니다.

경마나 경륜, 카지노, 스포츠 토토 등과 같이 합법적인 도박은 그렇다 치더라도 불법적인 도박이 너무 성행한다. 최근에 와서 가장 심각한 문제가 되고 있는 종목은 바로 스포츠 베팅이다. 합법적인 스포츠 토토는 명함도 못 내밀 정도로 불법적인 사이트가 많다.

특히 젊은 학생들의 도박이 정말 문제다. 대학생은 물론이고 중고등학생들에게도 유행이다. 접근이 너무 쉽다. 죄책감도 별로 없다. 이걸 도박이라고 생각하지 않고 스포츠라고 우긴다. 거기에다가 조금만 연구하면 돈을 딸 수 있을 거라는 환상도 갖고 있다.

도박중독은
90일병

전문가들은 흔히 도박중독을 '90일병'이라고 말한다. 마음만 먹으면, 굳게 결심하면 석 달 정도는 버틴다는 뜻이다. 의지만으로 참을 수 있는 평균 일수가 90일이라는 뜻이다. 실제로 진료를 하다 보면 대부분의 중독자들이 별 치료도 없이 잘 버틴다. 심지어는 도박 생각이 아예 없다고도 말한다. 가끔 도박에 대해 물어보거나 이야기하면 짜증을 내기도 한다.

"아이 참, 선생님도. 이제 도박이란 말만 들어도 지긋지긋합니다. 다시는 안 합니다. 걱정하지 마세요."

여러분은 이 말이 믿어지는가? 거짓말일까? 아니다. 중독자는 진정으로 하는 말이다. 그 당시에는 진짜 생각도 안 나고 말만 들어도 짜증이 난다. 그런데 놀랍게도 90일 뒤에는 다시 원래대로 돌아가 있다.

사실 도박 문제가 수면 위로 드러나고 온 집안이 난리가 나면 일시적으로 도박 욕구가 싹 사라진다. 그렇다고 정말 욕구가 없어졌다고 생각하면 오산이다. 가족들도 좀 조용해지고, 빚도 어느 정도 해결의 실마리가 보이고, 감시도 좀 줄고, 다시 일상으로 복귀하는 시간, 이때가 평균 90일, 재발의 시기가 된다.

내성과 금단증상

문제는 다시 도박을 하면 원래대로 돌아갈 수 없다는 것이다. 원래보다 더 심각한 상태로 돌아가 있다. 바로 '내성'이라는 원리 때문이다.

"김 선생님, 술 마시면 기분이 좋아지지요? 왜 그럴까요?"

"글쎄요, 긴장도 줄고 그래서 그런 것 아닐까요?"

술을 마시면 알코올 성분이 혈액을 통해 뇌로 전달된다. 이때 뇌의 측핵이라는 곳이 자극되고 여기서 도파민이라는 신경전달물질이 나온다. 측핵은 쾌락을 담당하는 뇌 부위라고 생각하면 된다. 여기서 나오는 도파민이 우리의 기분을 좋게 만들어주는 것이다. 쉽게 말하면 도파민이 0 → 100이 되니 기분이 올라가는 것이다.

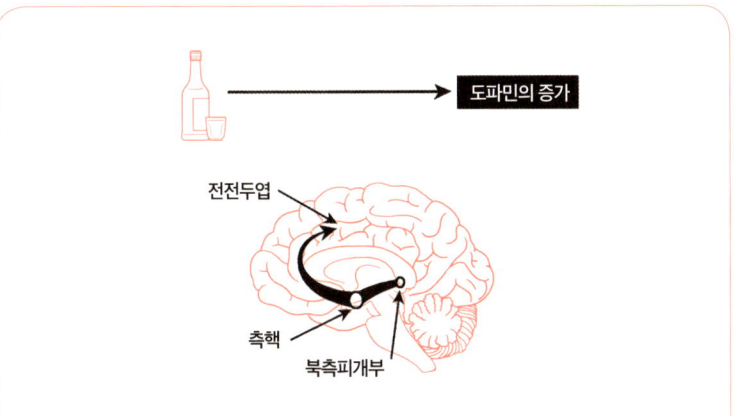

술을 마시면 알코올 성분이 혈액을 통해 뇌로 전달된다. 이때 뇌의 복측피개부를 거쳐 '측핵'이라는 곳이 자극되고 여기서 '도파민'이라는 신경전달물질이 나와 전전두엽까지 전달된다. 전전두엽은 추론하고 계획하며 감정을 억제하는 등 의사결정을 하는 일을 주로 맡는다.

그렇다면 다음 날 술을 안 마시면 어떻게 될까? 당연히 도파민이 떨어진다. 그렇게 되면 무슨 일이 생길까? 기분이 꿀꿀하고 뭔가 좋지가 않다. 몸도 좀 찌뿌둥한 것 같기도 하고. 좀 더 지나면 짜증도 나고 심하면 안절부절못하기도 한다. 이게 바로 '금단증상'이다. 도파민이 부족하니 빨리 채우라고 뇌에서 신호를 보내는 것이다. 어떻게든 버텨보지만 결국 두 손을 들고 만다. 금단증상이 점차 심해지면 천하장사도 못 버티고 다시 술잔을 입으로 가져가게 된다. 언제 그랬냐는 듯, 깨끗하게 금단현상이 사라진다.

그런데 문제가 있다. 어제 마신 만큼 마시면 어제처럼 기분이 좋아질까? 안타깝지만 뇌는 어제처럼 도파민을 올려주지 않는다. 자극을 올리기 위해 술의 양을 늘리거나 더 독한 술로 자극을 주어야 한다. 이 현상이 바로 '내성'이다. 처음에는 소주 한 병만 마셔도 기분이 좋던 술꾼들이 시간이 갈수록 점점 더 양이 늘 수밖에 없는 이유가 여기에 있다.

도박도 마찬가지다. 도박은 결코 내려가는 법이 없다. 더 많은 시간, 더 큰 판돈, 더 중독성이 강한 도박이 필요한 이유다. 당연히 시간이 갈수록 도박으로 인한 후유증이 커질 수밖에 없다.

당신의
뇌가 문제다

카지노에 처음 갔을 때, 도박을 처음으로 접했을 때가 생각이 나는가? 사람마다 반응이 다르다. 처음 카지노를 접한 사람들 중에는 왜 도박을 하는지 도저히 이해할 수 없다는 사람도 많다. 아니, 저게 뭔 재미가 있다고 난리지? 시끄럽고 정신만 사나운데, 아무 재미도 없고. 대개 한 시간을 채우지 못하고 나온다. 반면 첫날부터 홀딱 빠져서 밤을 새우는 사람들도 있다. 이건 무슨 차이일까?

술을 처음 마셨을 때 반응을 보고 이후 누가 중독에 빠질 가능성이 높은지 조사한 연구가 있다. 그냥 요약하고 각색해서 이해하기 쉽게 이야기해 보겠다.

평생 한 번도 술을 마신 적이 없는 대학생들을 모집해서 술을 마시게 한 다음에 그들의 반응을 평가했다. 어떤 친구들은 기분이 좋아지고 말도 많아지고 행복해 보인다. 반면 전혀 그렇지 않은 친구들도 있다. 속도 안 좋고 몸만 불편하고 기분도 별로다. 반응에 따라 두 그룹으로 나눈 다음 20년 후 어떤 그룹에서 알코올중독자가 더 많이 나왔을까 비교한 연구다. 결론은 이미 아시리라. 당연히 술을 마시고 기분이 '올라갔던' 친구들이 중독이 될 가능성이 높았다.

도박도 마찬가지다. 처음으로 도박을 접하지만 도박 자극이 뇌에서 도파민을 100까지 올리는 사람도 있고, 그저 10 정도만 올라가는 사람도 있다. 이건 심리적인 요인보다는 그냥 타고난 성향, 뇌의 반응으로 보는 것이 좋을 것 같다.

놀랍게도 도박중독자의 뇌에서도 알코올중독자나 마약중독자와 똑같은 일이 벌어진다는 사실이 여러 연구를 통해 증명되고 있다. 술이나 약물과 같은 물질이 아닌, 어떤 특정한 행동도 뇌에서 같은 현상을 일으킨다. 이 현상이 바로 '행위중독'이다. 도박, 게임, 쇼핑 등과 같이 쾌락을 추구하는 행위도 결국 물질중독처럼 뇌의 기능을 변화시킬 수 있다는 무서운 이야기다.

도박은 단순히 심리적인 문제, 의지의 문제가 아니다. 일종의 뇌의 기능 장애다. 이렇게 말하면 앞서 금단증상과 내성에 대해 배우기는 했지만 그래도 믿기시 않을지 모르겠다. 여기서 잠시 뇌를 연구한 재미있는 결과를 소개해 보겠다. 사실 알코올중독 환자들을 대상으로 한 '기능적 자기공명영상fMRI, functional Magnetic Resonance Imaging' 촬영 결과인데 도박중독 환자의 뇌에서도 똑같은 일이 벌어진다고 생각하면 되겠다. 술 대신 도박으로 설명해보자.

"정 선생님, 카지노 좋아하지요? 말만 들어도 벌써 뭔가 흥분된 것 같은데."

"하하, 그건 아니지만 약간 기분이 묘하네요."

"자, 이제 정 선생님하고 저하고 뇌 기능을 볼 수 있는 MRI를 찍는다고 가정해 봅시다. 우리 둘이 이렇게 누워 있고 앞에 어떤 자극이 주

어집니다. 자, 들판이 지나가네요. 아이들이 노는 모습도 보이고. 아직 두 사람의 뇌는 반응을 안 보이네요. 자, 이제 앞에 카드가 휙 지나가네요. 워낙 빨리 지나가서 나는 정신 차리고 봐야 알 수 있을 정도네요. 정말 순식간인데 우리 두 사람의 뇌가 어떻게 반응했을까요?"

놀랍게도 그 짧은 순간, 두 사람의 뇌는 전혀 다른 반응을 보인다. 나의 뇌는 앞에 지나가는 카드를 봐도 별 반응이 없다. 들판이나 아이들의 모습을 볼 때와 카드를 볼 때 큰 차이를 보이지 않는다. 그럼 중독자의 뇌는? 카드가 지나가는 순간, 반사적으로 뇌의 쾌락 중추가 자극이 되고 혈류가 증가하기 시작한다. 순식간에 그 부위의 혈류가 증가하기 시작하는 현상을 사진으로 관찰할 수가 있다.

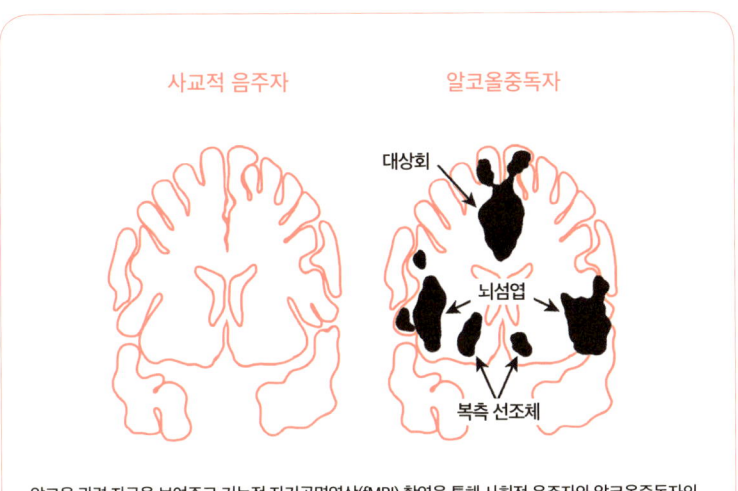

알코올 관련 자극을 보여주고 기능적 자기공명영상(fMRI) 촬영을 통해 사회적 음주자와 알코올중독자의 뇌를 비교해 보았다. 그 결과 알코올중독자의 뇌에서는 알코올 갈망 시 보상회로와 관련된 특정 부위들이 유의미하게 활성화된다. 도박중독자의 경우에도 알코올중독자와 유사하다고 보면 된다.

이게 무엇을 의미하는 것일까? 카드를 보는 순간, 도박하고 싶은 마음이 들고 이게 뇌의 혈류를 증가시킨 것일까? 아니다. 그냥 이건 반사적인 작용과 같은 것이다. 도박에 대한 생각이 떠오르고 과거의 경험이 생각나고, 이런 과정이 들어갈 시간이 없이 그냥 반응하는 것이다. 마음의 문제나 심리적인 작용이 발생할 시간도 없이 그냥 뇌가 자동으로 반응하는 현상으로 생각하면 된다.

"정 선생님, 좀 전에 카지노 말만 듣고도 갑자기 기분이 묘하다고 했지요? 그 순간 정 선생님 뇌에서 어떤 일이 벌어졌는지 짐작이 되지요? 만약 지금과 같은 뇌 기능 상태에서 카지노의 유혹이 온다면 이길 수 있겠어요? 자극을 받는 순간 카지노로 달려가지 않을까요?"

실제 연구 결과와는 좀 다르게 설명했는데 여러분이 이해하기 쉽게 설명하기 위함이나. 큰 틀에서는 위에 설명한 것이 맞다고 생각하고 이해해주기 바란다. 단순한 의지의 문제, 심리적인 문제가 아닌 뇌 기능의 문제임을 강조하는 것이다.

그렇다면 이 뇌의 기능은 절대로 회복될 수 없는 것인가? 한 번 중독에 빠지면 뇌는 영원히 돌아올 수 없는가? 희망적인 소식도 있다. 술을 끊고, 도박을 끊고 5년이라는 시간이 지나면 자극을 받아도 예전처럼 반응하지 않는다는 연구 결과도 있다. 마약중독자를 연구한 결과를 보면 1년이 좀 더 지나면 반응이 줄어든다는 보고도 있지만 도박중독자를 치료한 경험에 의하면 5년이라고 믿는 것이 더 현명할 것 같다는 생각이 든다. 5년, 비록 짧은 시간은 아니지만 그래도 희망이 있지 않은가!

하지 않겠다는 말은 하지 말라

도박에 빠진 것은 단순한 심리적 요인 때문만이 아니라 뇌의 질병이라는 사실을 배웠다. 이 사실을 정말 제대로 이해했다면 앞으로는 '하지 않겠다는 말을 하지 말라.'

다시는 도박을 안 한다는 말을 들으면 치료자는 그냥 웃으면 된다. 안 한다는 말은 곧 다시 하겠다는 말과 같다. 자신의 의지로 조절하겠다는 말이기 때문이다. 분명 그런 자신이 있다는 이야기다. 스스로 조절하겠다는 자신감 때문에 이 지경까지 오지 않았는가? 아직도 이번 시간, 공부가 부족했다는 뜻이다. 정말로 도박을 끊고 싶다면 질병임을 인식해야 한다. 그래야 도움을 받을 수 있다. 정말 도박을 끊고 싶다면 이제 더 이상 '하지 않겠다는 말을 하지 않기'를 바란다.

도박에 잘 빠지는 성향

도박을 하는 이유는 물론 재미가 있기 때문이다. 학문적으로 말하자면 사회·환경적인 요인, 신경생물학적 요인, 심리·정서적 요인, 성격 요인, 유전적 요인이 모두 도박중독의 발생에 기여한다.

사회적으로 보면 접근성과 허용성이 가장 문제가 된다. 그 사회가 도박에 대해 허용적일수록, 도박을 쉽게 접할 수 있을수록 당연히 중독자의 비율이 늘 수밖에 없다. 우리 사회는 도박중독자에 대해서는 손가락질하지만 도박 자체에 대해서는 대단히 관대한 문화를 가지고 있다. 접근성은 어떤가? 카지노, 경마, 경륜, 경정, 스포츠 토토, 로또, 소싸움 등 일곱 가지 도박이 합법적으로 운영되고 있다. 이건 그냥 약과다. 불법도박은 상상을 초월한다. 불법 사설 도박장은 도처에 널려 있다. 대한민국은 IT 최강국이 아닌가? 인터넷만 클릭하면 온갖 불법도박에 들어갈 수 있다. 어린 시절부터 접하게 되는 인터넷 게임 속에도 사행성 게임이 들어 있는 경우가 많다. 실로 도박 공화국인 셈이다. 평가 도구에 따라 차이는 있지만 외국보다 중독자의 비율이 높은 것은 분명한 사실로 보인다.

술을 마신다고 다 술꾼이 되지는 않는다. 대부분의 사람들이 술을 마시지만 스스로 조절하고 즐겁게 마신다. 도박도 마찬가지다. 왜 똑같이 도박을 하는데 어떤 사람은 중독에 빠지고, 어떤 사람은 스스로 조절할 수 있는 것일까?

도박의 원인에 대한 학문적인 연구는 다른 책에 이미 많이 나와 있으니 여기서는 언급하지 않도록 하겠다. 대신 저자들이 임상에서 경험한 대로, 실제로 어떤 사람들이 도박에 잘 빠지는지 이야기해 보자.

임상 현장에서 저자들은 도박중독자를 두 유형으로 나눈다. '자극추구형'과 '현실도피형'이다.

자극추구형 도박중독자

진료실에서 만나는 가장 흔한 도박중독자의 유형은 바로 '자극을 추구하는 성향'을 가진 사람들이다. 남성이 더 많고 아주 어릴 때부터 도박 성향을 보이는 경우가 많다. 경쟁적이고 스릴을 즐기며 호기심도 많다. 이들의 뇌는 늘 강렬하고 새로운 자극을 필요로 한다. 끊임없이 새로운 자극을 찾아 나서는 탐닉형 환자들인데, 한 번 어딘가에 빠지면 뿌리를 뽑는 사람들이다. 이런 성격, 성향은 다소 타고나는 경향이 있다. 어린 시절 이야기를 들어보면 대개 비슷하다.

병원을 찾는 중독자의 경우, 경험에 의하면 거의 80%가 자극추구형이다. 몇 가지만 물어보면 금방 알 수 있다. 어릴 때부터 뭔가 표시가 난다. 어릴 때부터 좀 산만했다는 경우도 많고 겁이 별로 없었다는 말도 많이 한다. 승부욕은 강해서 구슬치기, 딱지치기를 해도 다 따야 직성이 풀린다. 지면 잠도 안 온다. 다음 날 아침 일찍 친구 집 문을 두드려 또 이길 때까지 승부를 봐야 속이 시원하다. 도박도 종류를 가리지 않고 이것저것 하는 경우가 많다. 알코올중독이나 도박중독의 가족력이 있는 경우도 많고, 다른 중독성 질환의 동반율도 높다.

어딘가에 빠지면 깊이 빠지는 성향이 있었다는 이야기도 많이 한다. 당구를 쳐도 300이 기본이다. 어딘가에 빠질 수 있다는 것은 긍정적으로 말하자면 열정과 에너지, 새로운 것에 대한 호기심도 많다는 뜻이다. 문제는 오래가지 않는다는 것이다. 새로운 일이 뇌에 자극을 주지만 조금만 지나면 내성이 생긴다. 그러니 조금만 지나면 관심사가 다른 곳으로 옮겨져 있다.

유전적인 것은 아니지만 일종의 타고난 도박 성향처럼 보인다. 치료적인 접근도 이 성향에 맞게 해야 한다. 도박에 빠지기 전에는 일도 잘하고 인정을 받던 사람들이다. 문제는 방향성이다. 호기심과 열정, 에너지의 방향을 어떤 건강한 쪽으로 돌릴지가 관건이다. 일종의 '긴깅한 중독'이 이 유형의 치료에 필요한 것이다.

나이 60이 넘어 처음으로 도박에 빠졌다는 중독자들도 있다. 그러나 자세히 물어보면 이미 자극추구 성향을 가진 사람들이 많다. 평생 일에만 빠져 있던 사람들, 일 중독자들이다. 은퇴하고 이 에너지가 갈 곳이 없어지면 문제가 생긴다. 일 중독에서 도박중독으로 방향만 바꾼 것이다.

현실도피형 도박중독자

얼른 봐서는 도박과 거리가 있어 보이는 사람들도 흔히 만난다. 바로 정서적인 이유로 도박에 빠진 사람들이다. 이들을 현실도피형 중독자라고 부르는데 세상 적응이 힘든 사람들이다. 불행히도 도박을 하는 동안은 만사를 잊을 수 있어서 쉽게 도박에 빠진다. 친구도 별로 없고 사회활동도 그다지 하지 않고 취미도 없는 경우가 많다. 걱정도 많고 불안의 정도도 높다.

현실적인 스트레스도 많지만 해결할 수 있는 방법도, 재주도 적다. 쉽게 말하면 세상 사는 재미를 잘 모르는 사람들인데 우울하고 불안한 기분을 잊기 위해 도박에 몰두하는 것이다. 도박판만 가면 기분이 나아지고 뭔가 괜찮은 사람이 된 기분이다. 이런 사람에게 도박이란 일시적인 항우울제라고 할 수 있다. 그러나 불행하게도 효과가 너무 짧고 지불해야 될 대가가 너무 큰 것이 문제다.

딱 부러지게 이 두 유형을 나눌 수 없는 경우도 많다. 어느 성향이 더 큰지 보면 된다. 출발은 자극추구형이지만 시간이 가면서 현실도피 · 적응장애형으로 넘어가는 경우도 많다. 평생을 도박판에서 보냈다고 가정해보자. 직업도, 친구도, 가족도 없다. 도박판에서 빠져나와도 별 의미가 없다. 당연히 시간이 가면서 현실도피형 중독자의 양상으로 바뀌는 사람들도 많다.

자극추구형	현실도피형
• 남성에게서 많이 나타남 • 이른 발병 연령 • 높은 가족력 • 다른 중독성 질환 동반 • ADHD(주의력결핍 과잉행동장애) 동반 가능성 • 승부사 기질 • 여러 종류의 도박 • 쾌락 중추의 기능 이상 • 에너지의 방향성 문제	• 여성에게서 흔히 나타남 • 늦은 발병 연령 • 내성적, 의존적 • 불안, 우울 등 정서적 문제 동반 • 사회 활동의 부재 • 관계 중독

약물치료가 도움이 되는가?

실제로 일부 자극추구형 중독자들은 약물치료에도 비교적 잘 반응하는 편이다. 약이 어떻게 사람의 마음을 움직인다는 말인가? 의심의 눈초리로 보는 분들도 많다. 사실 아직 도박중독에는 공인된 약물은 없지만 실제 진료 현장에서는 약이 효과적인 사람들이 분명히 있다. 안타깝지만 모든 사람들에게 효과적인 것은 아니지만.

앞서 설명한 대로 도박을 하면 도파민이 증가되어 쾌감을 일으킨다.

중독자의 갈망을 줄여주는 항갈망제(대표적인 것이 '날트렉손'이라는 약물이다)가 도파민을 차단하는 역할을 한다. 100까지 올라가던 도파민이 50밖에 올라가지 않도록 차단해 준다면 흥미가 줄어들지 않을까? 이런 원리를 이용한 약이다. 초기에는 약간의 부작용도 있을 수 있지만 일부 환자들에게는 드라마틱하게 효과적이다. 욕구가 떨어지는 것은 확실한데 중독자들이 잘 먹지 않는 것이 문제다. 이런저런 핑계를 대고 안 먹는 경우가 많은데 이해는 간다. 초기에 다른 욕구가 같이 떨어지는 경우도 있어 힘들어하는 경우도 가끔 있다. 그래도 잘만 맞으면 큰 효과가 있으니 한 번쯤 시도해볼 가치는 있는 약물이다.

자극추구형은 주의력결핍 과잉행동장애, 즉 ADHD의 동반 여부를 잘 따져보아야 한다. 아동기에 시작하는 ADHD가 성인에게도 숨겨져 있는 경우가 많다. 이 성향이 바탕에 깔려 있으면 다른 심리적 접근법이 잘 먹혀들지 않는다. 가능하면 약물치료를 우선하는 것이 좋다. 어릴 때부터 좀 산만하다는 이야기를 많이 들었다면 일단 평가를 해보는 것이 좋다.

어린 시절 병력이 없어도 증세가 반복되는 도박중독자들은 꼭 ADHD의 가능성에 대해 주의를 기울이는 것이 좋다. 치료에 대한 반응이나 예후가 완전히 달라지기 때문이다. ADHD에 대한 약물은 모 아니면 도다. 듣거나 말거나 둘 중 하나다. 잘 듣는 경우는 너무나 드라마틱하기 때문에 평가 후 약물치료를 시도해볼 필요가 있다.

도박중독, 알코올중독, 섹스중독이 겹친 중독자가 있었다. 하나만 있어도 힘든데 무려 세 가지나 있으니 답답하다. 이런저런 치료와 함께 약물치료도 병행했는데 놀랍게도 항갈망제를 쓰고 술을 끊은 것이다. 자신도, 아내도 너무 신기해한다. 술을 덜 마시니 술집 출입도 하지 않고 자연히 섹스중독 현상도 좋아진다. 문제는 도박이다. 분명 다른 욕구는 다 줄었는데 도박 욕구는 전혀 차도가 없다. 다시 평가를 해보니 분명 ADHD의 영향이 있는 것으로 보여 집중력을 올려주는 약을 병행하자 정말 놀라운 일이 벌어졌다. 자신도, 아내도, 치료자도 달라진 모습이 신기하게 느껴질 정도였다. 오히려 아내가 불안해한다. 인간이 너무 달라졌다고.

"선생님, 결혼하고 나서 이런 모습은 처음 봐요. 너무 행복하고 좋긴 한데 불안해요. 이게 언제까지 유지될지, 진짜 또 예전 상황으로 돌아가면 어쩌나, 늘 불안하네요."

좋아져도 불안해하는 가족의 상황이 이해가 간다. 제대로 평가가 되고, 제대로 약물이 통한다면 가끔 놀라운 효과를 기대할 수도 있으니 일단 제대로 된 진료를 받아보라고 권하고 싶다.

현실도피형의 경우는 좀 다르다. 약물치료는 일반적으로 보조제요, 대증요법이다. 도박 자체보다는 우울, 불안, 불면증을 도와주고 약물과 함께 관계의 문제를 다루는 등의 정신치료적인 접근을 하는 것이 도움이 된다. 단순한 인지치료적인 접근만으로는 한계가 있는 경우가 많다. 현실도피형의 경우 도박은 빙산 위에 드러난 작은 부분일 뿐, 그 속에는 더 큰 빙산이 자리 잡고 있는 경우가 많다. 정신치료적인 접근과 함께

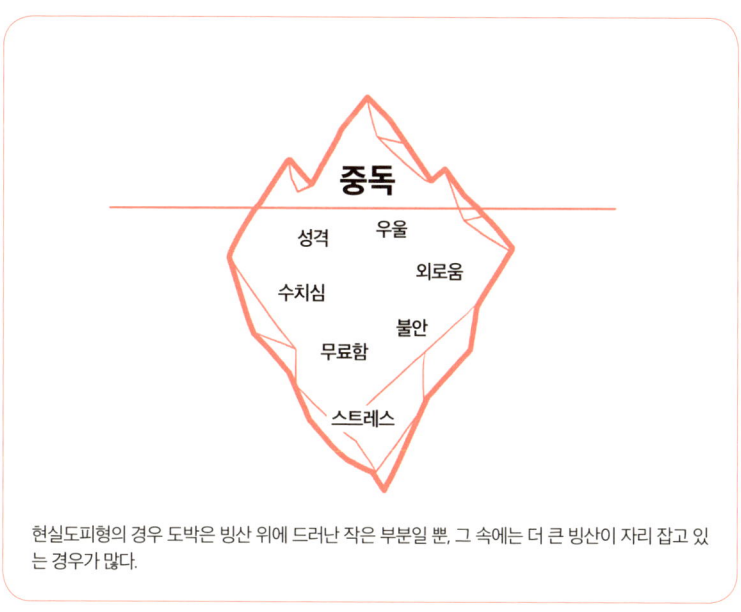

현실도피형의 경우 도박은 빙산 위에 드러난 작은 부분일 뿐, 그 속에는 더 큰 빙산이 자리 잡고 있는 경우가 많다.

부부치료나 가족치료도 도움이 된다. 이 문제들도 함께 다루어지지 않으면 결국 다시 돌아가는 경우가 많다.

어떤 치료가 가장 좋은 치료인가?

약물치료, 앞으로 소개할 인지행동치료, 가족치료, 부부치료, GA, 그 밖에 다양한 형태의 정신치료들, 도박중독자에게 시도되는 기법은 다양하다. 그럼 이 가운데 가장 효과적인 치료 기법은 무엇일까? 각자 자신이 하는 치료가 최고라고 우길 필요가 없다. 도박에 빠지는 원인이 다양하듯, 치료 기법도 사람마다 반응에 차이가 있다. 저자들에게 가장 좋은 치료 기법이 무엇이냐고 묻는다면 이렇게 답할 것이다.

"가장 오래 하는 치료가 가장 좋은 치료다."

도박중독은 만성적 질환이다. 따라서 치료는 마라톤이다. 100미터를 뛰는 단거리 경주가 아니다. 잠시 어떤 치료가 효과적인 것처럼 보일 수도 있지만, 문제는 얼마나 그 치료를 지속할 수 있느냐다. 도박중독자를 모집해서 '숲 치료'를 했더니 효과가 있었다는 보고서가 나왔다. 1주 동안 숲에 들어가 자연을 느끼고 명상을 하고 효과를 측정해보니 도박 욕구가 많이 감소해 있었다는 보고서다. 좀 미안한 이야기지만 그게 숲의 효과일까? 물론 숲 자체의 치유 효과가 있기는 하지만 강이나 바다에 갔다면 나빠졌겠는가? 물론 웃자고 해보는 소리지만 도박을 떠나 휴식을 취하며 기분이 좋아진다면 나쁠 것이 없다. 문제는 그 효과가 언제까지 지속되는가, 이 치료 기법을 계속할 수 있느냐다.

어떤 치료가 더 좋은 치료인지 고민할 필요가 없다. 그냥 모든 치료 기법, 우리가 할 수 있는, 여러분이 할 수 있는 모든 기법을 다 적용하면 된다. 도박으로부터 자유로워지는 그날까지.

여성과 도박

앞에서 현실도피·적응장애형 도박중독자 이야기를 했으니 이와 관련하여 여기서 잠시 '여성과 도박'에 대해 이야기해 보자. 이 책도 대부분 남성 중독자들에 대한 이야기니 잠시 여성 도박자들 이야기도 하고 넘어가도록 하자. 도박은 남성의 전유물처럼 생각하기 쉽지만 의외로 많은 여성이 도박의 후유증으로 인해 어려움을 겪고 있다.

예전에도 주부 도박단 검거 소식은 숱하게 들었지만 카지노나 경마장 출입자의 경우 여성의 비율은 남성보다 훨씬 낮았다. 그런데 최근 거의 20-30%가 여성이라는 보고다. 과거와 달리 여성도 쉽게 도박을 접할 수 있는 사회·환경적 요인이 큰 역할을 하는 것으로 보인다.

여성 중독자들은 다 어디로 갔는가?

남성의 도박중독 비율이 높은 것이 사실이지만 여성도 만만치 않다. 도박장 출입자들 중 여성의 비율이 높아지는 것을 보면 분명히 그들 중에는 중독자도 많을 텐데 병원이나 상담소를 찾는 여성의 비율은 남성에 비해 훨씬 낮다.

실제 저자들이 경험한 여성 중독자의 비율은 10%가 되지 않는다. GA 모임도 거의 남성의 전유물처럼 보인다. 그렇다면 임상에서 왜 여성 중독자들의 비율이 이렇게 낮은 것인가? 어떤 이유로 여성들이 치료를 받으러 오는 비율이 적은가?

일단 여성들은 도박중독자로 낙인이 찍히는 데 대한 두려움이 더 큰 것 같다. 물론 이는 사회적인 영향도 큰 것으로 보인다. 가족의 지지 체계도 남성에 비해 매우 약하다. 남편이 도박에 빠지면 아내가 30년을 쫓아다니며 버티지만, 아내가 도박중독에 걸리면 남편들은 3년을 버티기 힘들다. 물론 치료에 참여하는 것을 지지해주는 남편들도 있지만 비율상 극히 적다는 이야기다.

도박의 양상을 보아도 큰돈을 잃기보다는 남성에 비해 적은 돈으로 시간을 보내는 경우가 많다. 일반적으로 빚이 적기 때문에 겉으로 잘 드러나지 않는 것도 여성 중독자들을 경시하게 되는 중요한 이유다. 그러나 최근의 도박 경향을 보면 여성들의 도박 양상이 점차 남성화되고 있거나 남성들보다 더 큰 돈을 걸고 하는 경우도 많아 걱정이 된다. 베팅하는 양상을 보면 깜짝 놀랄 정도다.

여성 중독자들은 남성과 다른 임상 양상을 보이는가?

늦은 발병 연령

여성은 비교적 늦은 나이에 발병하는 경향이 있다. 남성이 보통 10대, 늦어도 20대에 도박을 시작하는 데 비해 여성은 훨씬 늦게 도박을 접하게 된다. 저자들이 임상에서 만난 여성 환자들은 40대나 50대가 대부분이었다. 도박을 시작한 연령도 대개 30대 이후인 경우가 많았다.

중독에 이르는 기간

발병 연령은 여자가 높지만 도박을 시작해서 중독에 이르기까지의 기간은 여성이 더 짧은 것으로 보인다. 외국의 한 조사에서는 남성이 도박을 시작한 지 7.1년 정도 지난 후 도박중독으로 진단된 것에 비해 여성은 평균 5.7년 만에 도박중독으로 진단이 되었다고 한다. 의학적인 이야기는 아니지만 여성의 중독성이 강하다는 일반인들의 속설이 이 측면에서는 다소 근거가 있는 것으로 보인다.

남성과는 다른 도박의 이유

남성은 자극추구 성향, 승부사 기질 등이 도박의 주된 이유이지만 (물론 다른 경우도 많지만) 여성은 우울, 불안, 외로움, 공허감, 스트레스

등 정서적인 이유로 도박을 접하게 된 경우가 많다. 즉 도박이 현실 도피의 수단으로 생각되는 경우가 많은 것이다. '여성과 도박'에 대한 이야기를 꺼내면서 서두에 현실도피·적응장애형 도박중독자와 관련이 있다고 말한 이유이다. 그래서 여성의 경우 남성과 비교해 자극이 되는 상황, 즉 도박 욕구가 생기는 상황도 차이가 있다. 남성은 외부적인 자극, 예를 들면 판촉물, 신문, 방송, 도박에 대한 대화 등에 의해 욕구가 증가하는 데 비해, 여성은 내적인 감정 상태에 따라, 즉 우울감, 공허감, 외로움 등을 느낄 때 도박 욕구가 증가하는 것으로 알려져 있다.

따라서 도박의 양상도 다른데 같은 도박을 해도 남성은 거는 돈의 액수가 커서 속전속결 양상을 보이고, 여성은 적은 돈으로 더 오랜 시간을 보내는 경향이 있다.

어떤 종류의 도박에 몰두하는가?

미국, 호주 등 외국의 보고에 따르면 남성은 스포츠 베팅, 카드게임, 트랙track 등의 비율이 높고, 여성의 경우 빙고, 슬롯머신, 복권 등의 비율이 높은 것으로 알려져 있다. 이는 남녀의 성향 차이, 도박의 이유, 문화적인 이유, 접근의 용이성 등 여러 측면이 관계하는 것으로 보인다.

저자들의 경험으로는 경마, 경륜 등에는 남성의 비율이 높고 카지노도 접근의 용이성 등으로 인해 남성의 비율이 아직은 훨씬 높다. 여성의 경우 고정 멤버들이 모여서 하는 도박(더 커지면 하우스 양상)이 더 흔한 것으로 보이는데 여성 혼자서 도박장을 찾기 어려운 문화적 요인도 작용하는 것으로 보인다.

또한 여성의 경우 도박이 일종의 관계형성 도구로 사용되는 경향과도 관계가 있는 것으로 보인다. 그러나 최근 유행하는 인터넷 도박은 남녀노소를 가리지 않는 것 같다.

여성 중독자가 다른 정신적인 문제가 많은가?

실제로 중독 이전의 정신과적 치료 병력(도박 또는 약물로 인한 것 이외)을 보면 여자가 많은 것을 알 수 있다. 저자들의 경험으로도 여성 중독자가 우울, 불안의 정도가 높고 다른 동반된 정신 질환이 많은 것으로 보였다. 또 외관상 가정적인 문제도 많아 이혼 또는 별거의 경우도 많았다(남성의 경우 문제가 숨겨져 있을 가능성은 많다). 물론 도박이 이혼의 사유가 된 경우도 있었고, 이혼이 도박의 이유가 된 경우도 있었다.

기타 남녀 차이

빚 문제를 보면 여성이 남성보다 조금 적은 것이 일반적이지만 다른 정서적인 문제가 함께 있는 경우가 많아 자살 시도의 비율은 여성이 남성보다 상당히 높은 것 같다. 병원을 찾는 경우는 도박 자체의 문제인 경우도 있지만 외박, 가출 등의 문제로 가족들에게 이끌려 병원을 찾는 경우가 많다.

여성 중독자, 어떻게 치료할 것인가?

여러 가지 심리적, 가정적 요인이 겹친 여성의 경우 더 큰 후유증을 겪을 가능성이 있다. 이혼 등과 같은 가정적인 문제가 생길 가능성이 더 높고 가족들의 지지 체계도 더 미약한 편이다.

경제적인 측면에 있어서도 일반적으로 돈을 갚을 능력이 부족하고 빚 문제가 생길 경우 가족들에게 알려지는 것이 두려워 숨기다가 더 큰 문제가 생기는 경우가 많다. 또한 자신의 능력으로 갚을 길이 없을 경우 자포자기하거나 법적 문제를 일으킬 가능성도 많다. 따라서 더욱더 적극적인 치료가 필요할 것으로 생각된다. 또한 불법 하우스 등에서 사기도박의 피해자가 될 가능성이 많아 더 적극적인 개입이 필요하다.

가능하면 이런 경우 도박에 초점을 맞추기보다는 우선 치료진과의 관계를 튼튼히 하고 정서적인 측면에 더 관심을 갖는 것이 좋다. 일단 좋은 관계가 맺어지고 나서 그 이후에 도박 문제를 함께 다루는 것이 접근에 용이한 것 같다. 불안, 우울, 공허감, 외로움 등의 정서적 측면에 대해 더 관심을 갖고, 남편이나 자녀들의 정서적 지지나 도움이 필수적이므로 가족교육이나 부부치료 등을 병행하는 것이 좋겠다.

안타깝지만 아직 여성을 위해 특화된 중독 프로그램이 적은 것이 현실이다. 당연히 연구도 활발하지 않다. 여성 중독자의 경우 훨씬 많은 도움의 손길이 필요하지만 병원이나 GA, 여러 도박중독 관련 기관들도 대부분 남성중독자 위주로 돌아간다. 증가되는 속도로 봐서는 이제 여성 중독자를 위한 특화된 프로그램과 도움을 줄 수 있는 현실적인 지원 체계를 고민해봐야 할 시기인 것 같다.

여성들의 경우 아직 우리 사회에서 도박장을 가거나 도박을 접할 기회가 상대적으로 적다. 이런 관문들을 다 물리치고 도박을 접했다는 사실은 다른 심리적 문제, 정서적 문제, 사회적응의 문제가 있을 가능성이 높다는 뜻이다. 그래서 한 번 시작하면 오히려 더 심각한 상태에 빠지기까지 빠른 속도로 진행될 가능성이 많다.

스스로 그리고 서로 돕기 위한 모임

이제 슬슬 첫 시간을 마칠 시간이다. 사실 첫 시간에 엄청난 이야기가 많이 나왔다. 마치기 전에 잠시 한국 GA에 대한 소개를 해야 할 것 같다. 앞에서 많이 언급했지만 생소하게 느끼실지 모르겠다. 스스로를 돕기 위한 모임으로 협심자들은 물론 가족들을 위한 모임도 함께 열린다.

한국 GA는 1984년 시작되었다. 현재 전국 지부를 두고 있으며 봄, 가을로 춘·추계 연수 대회도 있고, 그 외에도 가족모임을 비롯해 많은 모임이 활성화되어 있다. 일단 홈페이지에 들어가보고 자신이 갈 수 있는 곳을 찾아 참석해보기 바란다. 그저 오래 참석하기만 하면 된다. 처음에는 당연히 익숙하지도 않고 어색할 것이다. 재미도 없을지 모른다. 그러나 가족과 함께 오랜 시간을 다니다 보면 많은 것을 배우고 느끼게 된다. 선배들이 어떤 과정을 거쳐 회복과 치유에 이르게 되는지, 가족들은 어떻게 밝은 표정을 되찾게 되는지, 어려운 과정이지만 그들과 함께 하며 많은 것을 얻게 되리라고 확신한다.

현재 두 곳의 공식적인 사이트가 있으니 지금 당장 들어가보기 바란다.

www.dandobak.co.kr | 02-888-8320

www.dandobak.or.kr | 02-521-2141, 02 522-8483

할 수만 있다면 GA의 봄, 가을 연수나 신년회에 참석하기를 강력히 권한다. 이건 GA의 평소 모임과는 다른 느낌으로 다가올 것이다.

연수에 참여했던 어느 가족의 이야기가 기억에 남는다. 마침 연수가 있는 날이 어머니의 환갑이었다. 평생 한 번뿐인 어머니의 환갑. 가족모임에 가야 하는가, GA 연수를 와야 하는가? 많은 고민 끝에 가족들이 연수에 참여한 것이다. 한 주 먼저 어머니를 찾아가 사정을 설명하니 흔쾌히 다녀오라고 하셨단다.

"어머니, 정말 죄송해요. 당연히 어머니 환갑에 가야 하지만 GA 연수에 가는 것은 우리 집, 우리 온 가족의 생명이 달린 문제라서요. 꼭 참석을 해야 해요."

한국 GA는 이제 36년의 긴 역사를 가지고 있다. 그동안 도박중독의 예방과 치유에 큰 역할을 한 것은 사실이지만 현재의 시점으로 볼 때 다소 아쉬운 점은 있다. 최근 젊은 중독자들의 참여가 적은 것이 가장 큰 문제다. 이건 문화와도 연관이 있고, 젊은 친구들의 사고방식과도 연관이 있는 것 같다. GA만의 문제는 아니고 우리 사회의 현실을 반영하는 것이니까.

젊은 도박중독자들 가운데 GA에 다녀와서 힘들어하는 경우가 가끔 있다. 쉽게 말하면 너무 원로들만 모여 있으니 자신이 적응하기가 힘들다는 하소연이다. 또 오래 참여한 분들이 너무 자신의 방식대로 훈계하고, 간섭하고, 가르치려고 해서 힘들었다고 호소하기도 한다. 하긴 이건 우리 가정, 우리 사회 전체에서 벌어지는 일이기도 하다. 이제 GA도 밀레니얼 세대를 포용할 수 있는 새로운 문화와 분위기를 만들어가야 할 시기인 것 같다는 생각도 든다.

운이 좋은
사람들

첫 시간을 마칠 때쯤이면 참가자들의 표정도 다소 풀린다. 도박중독자로 낙인찍히고 욕까지 먹을 줄 알았는데 내용을 들어보니 나름 재미도 있나 보다. 사실 뇌에 대한 이야기는 일반인들이 접할 기회가 많지 않다. 20년을 도박을 했지만 알지 못했던 내용들, 그리고 자신과 비슷한 처지에 있는 사람들이 모여서 함께한다는 것이 큰 부담이 없는 것 같다.

첫 번째 시간을 마치기 전, 마지막 질문이 들어간다.

"오늘 이 자리에는 운이 좋은 사람들이 모였습니다. 강 선생님, 당신은 운이 좋은 사람입니다."

"선생님도 참, 운이 좋은 사람들이 아닌 것 같은데요. 다들 쫄딱 망한 사람들인 것 같은데…."

함께 웃지만 사실 여기에 모인 사람들은 운이 좋은 사람들이다.

"강 선생님, 우리나라에 도박중독자가 얼마나 될 것 같아요? 적게 잡아도 수십만 명이 될 겁니다. 그 사람들, 다 어디 가 있어요? 앞에서 내가 설명했지요. 여기 오는 데 여러분은 10년이 걸렸어요. 그래도 나 자신이 문제가 있다는 걸 인정하고 여기에 모였잖아요? 이제 희망이 있다는 이야기지요. 오늘 이 자리에 온 것만으로도 이제 50점은 기본으로 받았어요. 김 선생님, 아직 직업이 있지요? 60점. 정 선생님은 가족이 있으니 70점이네요. 강 선생님은 몇 년 동안 도박을 끊은 적이 있다면서요? 그럼 80점이네요. 이제 여기 모인 여러분들은 전부 80점을 받았어요. 치료는 90점이 되도록 노력하는 거예요. 100점은 좀 힘들 것 같고."

조금은 숙연한 분위기가 된다. 아직은 잘 모르지만 뭔가 희망이 있을 것 같다는 막연한 생각도 든다.

"여러분 가운데 가장 운이 좋은 사람은 내 생각에 박 군 같아요. 박 군, 몇 살인가요? 28살? 정 선생님, 28살에 뭐 했어요?"

"하하, 뭐 도박하고 지냈지요."

"무슨 뜻인지 알겠어요? 이 나이에 여기에 있다는 것이, 또 지금이라도 여기에 왔다는 것이 얼마나 행복한 건지, 8주간의 치료를 마치면 모두가 알게 되기를 바랍니다."

실제로 집단치료에 참여했던 어느 50대 후반의 중독자 이야기를 들려 드리겠다.

"선생님, 오늘 제 삶을 돌아보면서 여러 가지 생각을 했습니다. 제 인생에서 도박을 빼고 나니 아무것도 남은 것이 없네요. 제가 10년 전에만 여기를 알았더라도 지금처럼 살지는 않았을 텐데, 하는 아쉬움이 남습니다. 박 군, 자네는 정말 운이 좋은 사람이야. 자네가 부러워."

오랜 시간이 지났지만 그때 그분의 표정을 잊을 수가 없다.

1주 요약

도박한다고 수고가 많았습니다.
당신은 '나쁜 놈'이 아니다. 도박의 피해자일 뿐이다.

도박중독은 병이다.
이걸 인정해야 치료가 시작된다

$$\frac{9}{10} = 0$$

열 번 중 아홉 번을 참는 것은 치료적으로 의미가 없다. 치료는 100%가 되어야 한다.

GA의 제1계명을 가슴에 새겨라.
"나는 도박 앞에 무력했음을 시인합니다."

당신의 뇌가 문제다.
뇌가 회복하는 데 5년은 걸린다. 그래도 희망은 있지 않은가?

하지 않겠다는 말은 하지 말라.
당신이 조절하겠다는 잘못된 생각이 당신을 여기까지 오게 한 것이다.

당신은 운이 좋은 사람이다.
지금 이 책을 읽고 있다면 당신에게는 아직 희망이 있다!

숙제

- 이번 시간 배운 것을 복습하기
- 한 주간 지냈던 생활에 대해 간단히 적어오기
- 첫 시간에 참석한 후 무슨 생각, 무슨 느낌이 들었는지 적어오기

두 번째 시간

생각과 행동을 바꿔라

왜 비합리적인 행동을 할까?

이 시간은 참여자들이 제일 재미있어 하는 시간이다. 치료의 핵심 가운데 하나인 인지왜곡에 대해 이야기를 나눈다. 인지왜곡, 말이 좀 어려운데 그냥 쉽게 생각하면 된다. 잘못된 생각과 잘못된 믿음, 돈을 딸 수 있다는 황당한 생각 때문에 비합리적인 행동을 계속했음을 깨닫는 시간이다.

물론 중독자가 어떤 상태에 있는가에 따라 이 시간이 별 의미가 없는 경우도 있지만 그래도 한 번쯤은 도박의 원리에 대해 이해할 필요가 있다. 자신들의 생생한 이야기가 나오니 중독자들도 적극적으로 잘 참여하고 웃기도 많이 하는 시간이다.

"우선 이번 시간을 시작하기에 앞서 숙제 검사부터 합시다. 이 선생님, 잘 지냈어요?"

각자 돌아가면서 한 주간 지낸 이야기를 나눈다. 물어보지는 않지만 가끔 도박에 대한 이야기를 스스로 꺼내는 사람들도 있다. 물론 눈치를 슬슬 보다가 다른 사람들의 이야기가 끝날 때쯤 입을 연다.

"사실 저는 지난주에도 도박장에 갔다 왔습니다. 한 3일 정도는 버텼는데 4일째 되니까 좀도 쑤시고…. 예전처럼 오래 있지는 않았지만요. 집에 오니까 마음도 편치 않고 오늘 여기도 와야 되나 고민도 많이 했습니다. 선생님과 여러분 볼 면목도 없고요. 제가 진짜 중독자구나, 그런 생각도 들고요."

"정 선생님, 이 선생님이 도박했다는 말을 듣고 무슨 생각이 들어요? 한마디 조언이라도 해주시지요?"

"제가 뭔 조언을 해요. 사실 저도 같은 처지인데요 뭐. 어떻게 버티기는 했지만 생각도 나고 서 자신도 조마조마합니다."

"일단 이 선생님에게 박수를 한번 보냅시다. 박수가 무슨 의미일까요? 이 선생님, 정말 잘했습니다. 아니, 도박을 했는데 뭘 잘했냐고요? 지난 시간, 치료를 위한 약속을 기억하시는 분, 극단적으로 말하면 도박은 해도 좋지만 여기에는 꼭 오라고 했잖아요? 지켰네요. 또 거짓말하지 않기로 약속했지요? 사실 여기 와서 사실대로 말하기가 쉽지가 않아요. 박 군은 도박했으면 했다고 말할 수 있겠어요? 도박은 술하고 달라서 냄새도 안 나니 거짓말해도 아무도 몰라요. 근데 이 선생님이 스스로 이야기했지요. 진짜 어려운 이 두 가지 약속을 잘 지켰으니 이제 희망이 있다는 이야기네요."

이런 분위기가 되면 이후에라도 치료 중 도박을 할 경우 그래도 큰 부담 없이 이야기를 할 수 있다. 그래도 거짓말을 하는 경우도 많지만 굳이 밝히거나 따지거나 직면할 이유가 없다. 일단은 그저 참석한 것만으로 고마운 일이니까.

게으름, 도박중독자의 특성인가?

"정 선생님, 숙제 해왔어요? 지난 시간 참석 후 어떤 생각, 어떤 느낌이었는지 적어왔어요?"

"아니요, 적지는 못하고 그냥 생각만 해봤는데요?"

"적어온 사람, 손 들어봐요."

대개 절반도 안 된다. 도대체 이걸 어떻게 이해해야 될까? 얼마나 간단한 숙제인가? 5분, 아니 1분만 해도 될 일이다. 그런데 대부분은 안 하고 그냥 온다.

"사실 숙제를 내면서 여러분이 안 해올 거라는 걸 알고 있었어요."

다들 웃는다. 이게 도박중독자들의 특성 중 하나다. 가족들이 제일 힘들어하는 것 중에 하나가 바로 중독자들의 '게으름'이다.

"선생님, 정말 희망이 없어요. 도박을 끊으면 이 인간이 좀 달라질

줄 알았어요. 근데 하나도 달라지는 게 없어요. 분명히 도박은 안 하고 있는 것 같은데 하루 종일 집에 누워 꼼짝을 안 해요. 겨우 일어나면 밥 먹고 게임이나 좀 하고 바둑이나 두고. 차라리 도박을 할 때가 나았던 것 같아요."

답답한 아내의 과장 섞인 하소연이지만 그림이 그려진다. 가족들은 얼마나 큰 기대를 하겠는가? 도박을 끊으면 이제 옛날로 돌아가 다른 일에도 관심을 갖고 그동안 도박 때문에 하지 못했던 수많은 일들을 할 것이라는 기대, 이게 한 방에 무너지니 이런 하소연을 하는 것이다.

그렇다면 정말로 도박중독자들은 게으른 특성을 가지고 있는 것일까?

"최 선생님, 성격이 원래 좀 게을러요?"

"글쎄요, 저는 모르겠는데 집사람이 지보고 느리고 게으르다고 욕을 많이 하죠."

"그래요? 도박장 갈 때는 겁나게 빨리 갔잖아요?"

"그때는 날아서 갔지요."

모두들 웃는다.

"일주일 내내 연구도 하고 도박할 준비도 철저히 하고 갔지요?"

"당연하지요."

"근데 뭘 느리고 게으르다고 해요?"

사실 도박중독자가 게을러 보이는 것은 일종의 뇌의 작용이다. 중독에 빠지면 뇌는 '도파민을 올려주는 일과 올려주지 않는 일'을 명확하게 구별하는 능력이 있다. 도파민이 올라가는 일은 기가 막히게 빨리 한다. 재미도 있고 뇌에 자극이 되기 때문이다. 안타깝게도 도파민이 올라가지 않는 일에는 전혀 흥미가 없다. 그러니 자극이 되지 않는 일상에서는 게을러 보이는 것이다.

쉽게 생각하면 이런 것이다. 보통 사람들은 재미있고 흥미로운 일을 하면 도파민이 10 정도 올라간다고 치자. 자극이 없고 흥미가 없는 상태라면 도파민이 -10이라고 생각하면 된다. +10과 -10 사이를 왔다 갔다 한다고 생각하면 되겠다. 중독자는 +100과 -100이다. 도파민이 올라가면 뇌가 난리가 나지만 평소에는 -100 상태라고 생각해보라. 그들의 행동이 이해가 될지 모르겠다. 이해가 쉽도록 설명한 것이고 실제 학술적으로 도파민이 마이너스로 가는 것이 아니다. 또한 저각성 상태는 단순히 도파민만이 아니고 아드레날린이 떨어진 것과도 관계가 있다. 어찌 되었건 숙제를 안 해오는 심리를 이해할 수 있으리라. 마음먹는 데 며칠, 볼펜과 종이 준비하는 데 또 며칠이 걸린다. 마음은 먹지만 행동으로 옮기는 것은 그들에게 엄청난 일인 것이다.

세상에서
제일 재미있는 것

　중독자에게 세상에서 제일 재미있는 것은 두말할 것도 없이 도박이다. 가족들은 도저히 이해가 안 될 것 같다. 어떻게 도박이 우리 가족보다 소중하고, 우리와 함께하는 시간보다 더 좋다는 말인가? 그러나 어쩌랴, 도박중독자에게 가장 재미있는 것은 도박이다. 인정하기는 싫지만 일단 인정을 해주자. 그래야 다음 대책이 생긴다.

　도박을 하면 도파민이 100으로 올라간다고 가정해보자. 일상에서 도파민을 100으로 올리는 일이 있을까? 당연히 없다. 어떤 일상의 자극도 중독자의 뇌에서 도파민을 100으로 올릴 수는 없다. 그렇다면 방법은 간단하지 않겠는가? 도파민을 10 정도라도 올릴 수 있는 일 10개를 만들면 된다. 이게 저자들이 생각하는 치료적인 기법이다. 가족과 함께 시간 보내기, 취미 만들기, 반려견 키우기, 좋아하는 운동 만들기, 흥미 있는 모임에 참석하기, 종교를 가지기 등등 수도 없이 많다. 이 가운데 자신에게 맞는 활동을 찾으면 된다.

　비록 도파민을 10밖에 올리지 못하지만 이게 10개가 모이면 도박을 상대할 좋은 무기가 된다. 쉽지 않은 일이지만 이걸 찾아나가는 과정, 이걸 자신의 것으로 만들어 나가는 과정, 도박의 대안을 찾아나가는 과정이 치유와 회복의 시작이다. 시간이 오래 걸린다는 사실은 이미 짐작하시리라.

여기서 잠시 자신에게 맞는 도파민을 10 올리는 무기 10개를 적어 보자.

1. _____
2. _____
3. _____
4. _____
5. _____
6. _____
7. _____
8. _____
9. _____
10. _____

왜 도박중독자임을 시인하지 않는가?

지난 시간 참석 후의 느낌을 적어오라고 하는 것에는 물론 치료적인 이유가 있다. 왜 도박중독자들은 치료를 거부하는지, 왜 스스로 중독자라고 인정할 수 없는지, 그렇다면 실제로 그들은 자신에게 문제가 없다고 믿는지, 그 속에 들어 있는 중독자들의 두려움 등에 대해 함께 이야기를 나눈다. 실제 치료 시간에는 이 문제에 대해 많은 이야기를 나누게 되는데 여기서는 줄여서 한 가지만 말씀드리겠다.

사실 중독자의 입장에서 보면 스스로 도박중독자라고 인정하는 순간, 모든 희망이 사라진다. 우선 뇌에 엄청난 자극을 주던 도박을 더 이상 못하게 된다. 결과적으로는 부정적이었지만 도박은 중독자에게 살아 있는 느낌을 주는 자극이다. 이제 이걸 포기해야 한다니 엄두가 나지 않는다. 더 큰 문제는 만사를 한 방에 해결할 수 있는 기회마저 사라진다는 것이다. 아무리 빚이 많아도 도박을 하는 한, 일말의 희망이라도 있지 않겠는가? 헛된 꿈이지만 이 꿈마저 사라지는 것은 중독자가 감당하기 어려운 두려움이다.

더 큰 문제는 현실로 돌아오는 데 대한 두려움이다. 도박으로 인해 수면 아래에 가라앉아 있던 모든 문제가 겉으로 드러나게 된다. 이걸 마주할 용기가 있을까? 20년간 도박에 빠져 있었다고 생각해보자. 도박을 뺀 현실에서의 인생, 과연 그것을 감당할 능력이 있을까? 스스로 도박중독자라고 시인하기 어려운 이런 정서적 이유에 대해 함께 토론하면서 그동안 자신들이 왜 스스로 중독자임을 시인하기 어려웠는지 조금씩 이해하게 된다.

당신은 도박을 끊을 수 없다?

지난 시간에 도박중독은 단순한 의지의 문제가 아니라고 배웠다. 그러면 치료에 있어서 의지력은 도움이 안 된다는 말인가? 이 부분도 다소 역설적인 기법이 들어가는데 '도박을 끊겠다는 의지를 버리라'고 가르친다. 치료를 위한 강력한 의지를 가져야지 무슨 소리냐고 반문할지 모르겠다. 도박중독을 '의지의 문제'라고 생각하는 한, 치료에 희망이 없다. 그동안 도박을 끊기 위해 수없이 노력해보지 않았는가? 성공했는가? 대답은 이미 알지 않는가?

"손가락을 끊으면 발가락으로 한다."

많이 들었던 이야기, 도박이 얼마나 재미있는지, 얼마나 치료가 어려운지를 표현한 말이다. 이게 그냥 웃자고 하는 말이 아니다. 저자들은 실제로 손가락을 끊고 오는 사람을 만난 적이 있다. 그 정도의 강력한 의지라면 다시는 도박을 안 했을 것 같지만 천만의 말씀, 얼마를 버티지 못하고 다시 도박장을 갔다.

저자들이 아는 한, 의지를 키워주는 치료 기법은 없다. 의지의 문제라면, 의지를 키워야 하는데 무슨 방법이 있는가? 그래서 역설적인 기법을 쓰는 것이다.

"내가 장담하는데 김 선생님은 절대로 도박을 끊을 수 없습니다."

"아니 선생님, 치료를 받으러 왔는데 도박을 끊을 수 있다고 말씀하셔야지 끊을 수 없다고 하시면 어떻게 해요?"

뒤에 앉은 가족들도 망연자실한 표정이다.

"그동안 도박 끊으려고 열심히 노력해 보셨지요? 굳은 결심도 수도 없이 했을 테고요. 효과가 있었어요? 효과가 있었으면 여기에 안 왔겠지요. 당연히 효과가 없지요. 이유는 간단해요. 자신이 도박을 끊을 수 있다고 믿어서 도박을 못 끊은 거예요. 스스로 끊을 자신이 있으니 도움을 안 받은 거지요. 이제 그동안 써본 전법은 다 버리고 새로운 전법을 익혀야 해요. 그래서 지금부터는 거꾸로 알려 드릴게요."

'나는 절대로 도박을 끊을 수 없다.'

이렇게 믿어야 도박을 끊을 수 있다. 뭔가 알 것 같기도 하고 이상하기도 하고 그럴 것도 같다. 도박이 뇌의 질병이라고 누누이 강조한 이유가 무엇일까? 당연히 질병이니 치료가 필요하다고 가르치는 것이다. 그래서 도움을 받고, 치료에 참여하고, 약을 먹고, GA에 참여하는 것이다. 의지의 문제라면 왜 병원을 오고 GA를 가야 하겠는가? 스스로 끊지 못한다는 사실을 명확히 알아야, 이게 내 의지의 문제가 아닌 질병의 문제임을 명확하게 인식해야 비로소 치료가 시작되는 것이다. 여기서 다시 GA의 제1계명을 떠올리면 된다.

'나는 심각한 도박중독자요, 도박 앞에 무력했음을 시인합니다.'

그래도
당신 책임이다

그러면 도박중독이 질병이니 자신에게는 책임이 없다는 말인가? 가끔 치료를 하다 보면 가족들이 답답해할 때가 있다.

"선생님, 병원을 다녀오더니만 더 큰 문제가 생겼어요. 전에는 그래도 양심은 있어서 몰래 하고, 물으면 숨기기도 하고 그랬는데 이젠 아예 대놓고 하네요. 뭐라고 하면 화를 내요. 자신은 중독자고 병에 걸려서 그런데 왜 뭐라고 하느냐고요. 정말 답답해 미치겠어요."

실제 이런 일이 드물지만 벌어진다. 치료자는 어떻게 대응하면 좋을까? 간단하다. 도박중독은 병이니 병에 걸린 책임은 없다고 하면 된다. 물론 백 번 양보해서 하는 말이다.

"그런데 정 선생님, 당신이 당뇨에 걸렸다고 칩시다. 누구 잘못이고 누구 책임이지요? 당연히 당신의 책임은 아니지요. 누가 뭐 당뇨에 걸리고 싶어서 걸렸겠어요? 타고나는 소질도 있고 여러 가지 이유가 복합적으로 작용해서 생긴 것이니 자기 잘못이라고 말하긴 어렵지요. 근데 당뇨 진단을 받으면 어떻게 해야 돼요? 약도 먹고, 운동도 하고, 식이요법도 해야지요? 이걸 안 해서 혈당이 300이 되면 누구 잘못인가요?"

간단하지 않은가? 병인 줄 알고도 제대로 치료받지 않고 제대로 관리하지 않아서 문제가 생긴다면 이건 100% 그 사람 잘못이다. 이걸 이해하면 된다. 그러니 앞으로 어떻게 해야 할지는 명확해진다. 중독자가 책임이 없다고 우기면 단호하게 말하면 된다. 지금부터는 전부 당신 책임이라고.

그럼 이제 본격적으로 두 번째 시간의 주제로 넘어가보자.

도박이
무서운 이유

도박이 무서운 이유는 단순히 돈을 잃기 때문만은 아니다. 물론 그것도 불행해지는 한 가시 이유시만. 도박을 해서 큰돈을 딴다면 행복해지지 않을까? 많은 도박꾼들의 환상이다. 큰 거 한 방으로 모든 것을 복구하고 새로운 인생을 사는 것. 하지만 현실에서 이런 일은 벌어지지 않는다. 설혹 벌어진다 하더라도 그 한 방이 불행의 시작인 경우가 많다.

일주일에 5억이라는 어마어마한 돈을 딴 사람을 만난 적이 있다. 그게 불행의 시작인 것을 처음에는 알지 못했다. 우연히 들른 마카오의 카지노, 바카라 판에서 상상도 못했던 일이 벌어졌다. 하는 족족 승리하는 것이 아닌가? 20회 이상 연속 승리도 경험했다. 확률적으로 거의 제로에 가까운 일이 벌어진 것이다. 평생을 벌어도 모으기 힘든 엄청난 돈을 단 일주일 만에 손에 쥔 상황, 상상만 해도 짜릿하다.

문제는 귀국한 다음이다. 동료들에게 무용담도 자랑하고 한껏 들뜬 기분으로 보냈지만 나름 평소와 다름없이 열심히 일하며 지냈다. 월급날, 한 달 내내 열심히 일한 보상은 겨우 이삼백만 원, 아무런 자극이 되지 않는다. 동료들이 월급날이니 한잔 하자고 부르지만 핑계를 대고 일찍 귀가했다. 어린 자녀들이 놀자고 해도 시큰둥, 아내의 얼굴을 봐도 그저 그렇다. 뭘 봐도, 어떤 자극을 받아도 별로 자극이 되지 않고 재미가 없다. 결국 다음 달 발걸음은 마카오로 향할 수밖에. 결국 모든 돈을 다 잃고 엄청난 빚만 남긴 채 병원을 찾은 것이다.

인간의 뇌는 큰 자극에 계속 노출되면 작은 자극에는 별로 반응을 하지 않는다. 도박 외에는 삶 자체가 재미가 없어진다. 그래서 도박이 무서운 것이다. 도박은 결코 내려가는 법이 없다. 100만 원짜리 판에서 놀던 사람이 10만 원짜리 판에 끼면 재미가 있을까? 돈이 없을 때 잠시 심심풀이는 될 수 있지만 결코 오래갈 수 없다. 당연히 다시 100만 원짜리 판에 들어가야 자극이 된다. 물론 여기도 오래가면 재미가 없으니 더 올라가야 하지만.

술은 계속 올라갈 수는 없다. 아무리 알코올중독자라고 해도 하루에 소주 100병을 마시고 왔다는 사람은 만난 적이 없다. 당연히 신체적 한계가 있어 상한선이 정해져 있다. 도박은 그렇지 않다. 어떻게든 돈을 구한다. 더 이상 돈을 구할 수 없을 때까지 끝이 없이 올라가는 것, 뇌에 새로운 자극을 주기 위한 노력이다.

불행해서 도박에 빠지고 도박에 빠져서 불행해진다. 도박에 빠지면 돈을 따건 잃건 불행해지는 것은 똑같다. 대박의 환상에서는 벗어나는 것이 좋겠다. 그런 일은 벌어지지도 않지만, 설혹 벌어진다 해도 불행의 시작임을 잘 이해했을 거라 믿는다.

인지왜곡, 잘못된 생각들

이론적으로 말하자면 도박중독 치료에 가장 효과적인 방법은 약물치료와 인지행동치료를 병행하는 것이다. 저자들의 경험을 보태면 장기적인 관점에서는 이 두 가시 치료에 GA 모임을 병행하는 것이 최신이라고 생각한다.

물론 일부 학자들은 인지행동치료의 효과에 대해 의문을 갖기도 하고, 어떤 연구 결과들에는 인지행동치료가 큰 효과가 없는 중독자 그룹도 있다고 나오기도 한다. 그러나 중독자가 어느 단계에 있느냐에 따라 다르겠지만 인지행동치료는 분명히 효과가 있다.

문제는 서구식 인지행동적 기법이 과연 한국의 심각한 환자들에게 통하는지, 또한 문화가 다르고 도박의 양상이 다른 한국에 그대로 적용하는 것이 현명한지에 대해서는 약간의 의문이 들기도 한다.

어찌 되었건 저자들이 시행했던 도박중독자를 위한 치료는 기본적으로 인지행동치료를 바탕으로 한 것이다. 도박중독자를 위한 특화된 인지행동치료 기법이 많지 않고, 서구식 프로그램이 우리 실정에 잘 맞지 않아 완전히 한국식으로, 실전을 바탕으로 만든 것이다. 인지, 행동뿐 아니라 정서와 감정을 다루기도 하고 역설적 기법들, 수용-전념치료의 기법들(물론 그때는 이런 기법이 있는 줄도 몰랐다), 빅터 프랭클의 로고테라피(의미치료), 심지어 가족치료적인 기법도 모두 포함된 것이다.

저자들의 집단치료는 정신건강의학과 전문의와 심리전문가, 사회복지학을 전공한 분들을 비롯해 많은 전문가들이 실제 참관했고, 강좌나 워크숍, 심포지엄을 통해 전문가 그룹에 소개되었다. 이 치료 기법에 대해서는 한결같이 단순한 인지행동치료가 아니고 칵테일 치료, 즉 모든 기법이 총망라된 기법이라고 이야기했다. 물론 저자들도 전적으로 동의한다.

이제 실제로 저자들이 집단 또는 개인으로 실시했던 치료들 중 일부를 소개하고자 한다.

도박은 돈의 문제인가?

당연히 도박은 돈의 문제다. 돈을 따기 위해 도박을 하지, 아니면 왜 도박을 하겠는가? 많은 교과서에서 도박을 하는 중요한 이유 중 하나로 돈, 즉 금전적 이유를 꼽는다. 그러나 저자들의 생각은 다르다. 도박은 결코 돈의 문제가 아니다. 실제로 치료에서도 그렇게 가르친다. 진짜로 도박이 돈의 문제가 아니라는 뜻은 아니다. 그러나 도박의 이유를 돈 때문이라고 믿는다면 해결책이 별로 없다. 그래서 좀 다른 관점에서 접근하는 의미로 도박이 돈의 문제가 아니라고 강조한다.

많은 도박꾼들은 자신이 도박을 하는 이유가 돈 때문이라고 말한다. 재발의 이유도 돈 때문이라고 한다. 본전을 만회하기 위해서, 빚을 해결할 방법이 없어서. 그러나 전혀 사실이 아니다.

우선 몇 가지 질문을 해보자.

- 부자는 도박을 안 하는가?
- 돈을 따면 도박을 안 했는가?
- 본전을 만회하면 도박을 끊었던가?
- 빚을 다 갚아주면 도박을 안 했던가?
- 도박으로 정말 돈을 벌었는가?
- 도박으로 돈을 딸 수 없다는 사실을 알면 정말 도박을 멈출 것인가?

도박중독자들 중에는 제법 잘나가는 기업인도 꽤 많다. 남들이 부러워할 만큼 경제적으로 넉넉한 사람도 많다. 클리닉을 찾은 중독자들 중 가장 큰 돈을 잃은 사람은 500억을 잃은 중소기업 사장이었다. 그냥 입이 딱 벌어진다. 그 정도 돈이 있다면 왜 굳이 도박을 했을까? 뭔가 돈 문제로 설명할 수 없는 다른 문제가 있지 않을까?

빚을 다 갚으면 도박을 끊을 것 같지만 전혀 사실이 아니다. 자신의 도박 양상을 한번 돌아보시라. 언제 그랬던가? 본전을 만회하면 빠져나올 것 같지만 이건 중독자에게 해당되는 말이 아니다. 오히려 그것은 또 다른 시작일 뿐이다.

하우스 도박꾼이 있었다. 어느 정도는 이쪽에서 경력이 있는 준프로급이다. 아는 사람들끼리 모여 늘 카드 도박을 하는 팀이 있었는데 마지막으로 통 크게 결전을 치르고 팀을 해체하기로 한 날, 5천만 원씩 판돈을 내고 선수들 4명이 밤을 새웠다. 새벽이 다가올 때 놀랍게도 모든 판돈이 자신의 앞으로 모여 있는 것이 아닌가? 거금 2억 원. 사람들이 전부 돈을 잃고 이제 판을 접자고 하는 순간, 상대방 앞에 놓여 있는 판돈 몇십만 원이 보이는 것이 아닌가? 순간, '내가 저걸 다 따야 되는데' 이런 말도 안 되는 생각이 들었단다. 이제 그만 마감하자는 상대들을 억지로 말려서 다시 시작했는데, 결과는? 모든 돈을 다 잃고 일어서는 순간, '내가 진짜 미친 게 맞구나' 이런 생각이 들었단다.

이걸 도대체 어떻게 설명할 수 있을까? 어느 교과서에도, 어떤 도박 관련 책에도 이런 걸 설명할 수 있는 내용이 없다. 정말 상대 앞에 놓인 몇 십만 원을 먹기 위해, 돈 때문에 계속했다고 생각하는가? 상대를 올 인시켜야 한다는 중독자의 승부사 기질이 바탕에 깔려 있는 것이다.

즉각적인 보상이
중독의 핵심

술을 마시고 얼큰하게 취하면 기분이 좋아진다. 그런데 지금 술을 마시는데 일주일 뒤에 술이 취한다고 생각해보자. 과연 술을 마실까? 모르긴 해도 세상에서 알코올중독자가 거의 사라질 것 같다. 술을 마시면 당장 취하고 기분이 좋아져야지, 일주일 후에 취해? 이건 말이 안 되는 이야기다.

경마장으로 가보자. 베팅을 하고 나면 말들이 달린다. 긴장되는 순간, 스릴이 넘친다. 그런데 몇 바퀴 달리던 말들이 경마장 밖으로 나가는 게 아닌가? 한 달 뒤에 들어온단다. 과연 누가 베팅을 할까?

돈의 문제라면, 정말로 돈을 벌기 위해서라면 당연히 베팅을 해야 하지 않을까? 어차피 지금 들어오나, 한 달 후에 들어오나 승부가 나는 것은 똑같지 않은가? 돈을 벌 확률도 당연히 똑같다. 그런데 왜 사람들은 베팅을 하지 않는 걸까?

도박은 '즉각적인 보상'이 핵심이다. 승부가 주는 즉각적인 쾌감, 이게 뇌에 보상으로 작용하는 것이다. 단순한 돈의 문제가 아니라는 뜻이다.

돈을 딴다고, 본전을 만회한다고 도박판에서 일어나지는 않는다. 빚을 다 갚아준다고 도박이 멈추지 않는다. "마지막인 줄 알았는데 그게 시작이었습니다." 빚을 모두 해결해준 가족의 눈물을 이해할 필요가 있다. 도박을 단순한 돈의 문제로 접근해서는 해결책이 없음을 명심할 필요가 있다.

좀 극단적인 경우지만 저자들이 경험했던 재미있는 사례를 소개하겠다. '내기 바둑' 중독자의 사연. 사실 도박은 간헐적인 보상이 주어지지 않으면 도박 자체가 성립되지 않는다. 바꾸어 말하면 100전 100패는 있을 수 없다는 이야기다. 100번을 싸웠는데 한 번도 승리하지 못한다면 누가 싸우겠는가? 뇌에서는 완벽한 소거 현상이 일어나고 흥미를 잃게 된다.

저자들이 경험한 100전 100패의 중독자. 은퇴 후 기원을 다니다가 알게 된 사람과 늘 내기 바둑을 두는데 한 번도 이기는 법이 없다. 분명히 자신과 비슷한 기력인 것 같은데 단 한 판도 이기지 못한다. 거의 다 이긴 판도 결국 뒤집어지고, 수없이 반복되는 처절한 패배. 약이 오르니 어떻게든 한 판이라도 이기고 싶은데 쉽게 되지 않는다. 열심히 공부도 하고 프로에게 교육도 받았지만 아무 소용이 없다. 어떻게 해도 결국 지고 만다. 집에 오면 잠이 오지 않는단다. 내일은 기필코 이기리라. 그러나 결과는 마찬가지. 판돈은 점점 커져만 가고 결국 퇴직금을 다 날리고 가족의 손에 이끌려 클리닉을 찾았다. 나는 그때 그의 눈빛과 그가 던진 한마디를 잊지 못한다.

"선생님, 돈은 아무 상관없습니다. 다 날려도 좋으니 딱 한 판만, 딱 한 판만 이겨보고 끝내고 싶습니다."

이 사람의 삶을 돌아보면 그가 왜 그리 승부에 집착하는지 알 수 있다. 평생을 공격적으로 살아온 사람, 앞만 보고 달려왔다. 덕분에 자신의 삶에서 늘 최고의 위치에 있던 사람이다. 바둑에서의 패배는 은퇴 후 처음으로 맞이한 좌절, 이게 병적인 집착으로 이어진 것이다. 물론 그가 사기 바둑의 피해자임이 밝혀지는 데는 오랜 시간이 걸리지 않았다. 상대는 자신보다 몇 단계나 급수가 높은 고단자였던 것이다.

왜 돈을 못 따는가?

도박장에서 돈을 따서 부자가 됐다는 사람을 만난 적이 있는가? 안타깝지만 나도 그런 사람을 만난 적이 없다. 물론 우연히 들른 카지노에서 잭팟을 터뜨린 사람도 있고 대박의 경험을 자랑하는 도박꾼의 영웅담이야 수도 없이 들었지만 결과적으로 도박으로 부자가 된 사람은 거의 없다. 카지노는 어떻게 돈을 버는 것일까? 기술이 엄청 좋거나 운이 대단한 사람이 와서 돈을 따 가면 적자를 볼 수도 있지 않을까? 그러나 너무 걱정하지 마시라. 그런 일은 벌어지지 않는다.

도박의 기본 원리를 이해하면 카지노가 어떻게 수익을 올리는지 알 수 있다.

3명이 모여 고스톱을 친다고 생각해보자. 각자 100만 원씩 판돈을 걸고 시작한다. 밤새 계속한다면 새벽쯤이면 누군가 300만 원을 다 딸 것이다. 기술이 좋건 운이 좋건 그 돈을 다 따는 사람이 있기 마련이다. 그런데 왜 도박판에서 돈을 따는 사람이 없을까?

문제는 다른 곳에 있다. 만약 고스톱을 한 판 칠 때마다 하우스 운영자가 1,000원씩 떼어 간다고 생각해보라. 한 판 승리하면 수익이 수만 원은 될 테니 1,000원 정도 떼어 가는 것은 우습지 않겠는가? 이건 큰 오산이다. 10판 치면 하우스의 수입은 1만 원, 100판이면? 10만 원이다. 1000판을 친다면? 100만 원. 이론적으로 말하면 3000판을 친다면 판돈은 제로, 모든 돈이 하우스 주인에게 간다는 뜻이다.

기술이 좋건, 운이 좋건 아무 상관이 없다. 판이 지속될수록 판돈은 줄어들 수밖에 없다는 뜻이다. 물론 실제 도박판에서는 끊임없이 누군가 판돈을 채워 넣으니 잘 모르겠지만 실제 도박판이 돌아가는 원리는 이처럼 간단하다는 말이다.

돈을 딸 수 있는 비결은 간단하다. 옆에서 하우스 주인이 돈을 떼어 가기 전에 당신의 완벽한 기술이나 엄청난 운으로 모든 판돈을 다 쓸어 담으면 된다. 안타깝지만 현실에서는 이런 일은 벌어질 수가 없다.

도박은
시간과의 싸움

카지노에는 없는 것이 있다. 시계도 없고 창문도 없다(강원랜드 카지노에는 시계가 있다). 이유는 뭘까? 손님이 오래 앉아 있어야 하기 때문이다. 카지노 입장에서는 손님이 실력이 얼마나 좋은지, 돈을 얼마나 따는지는 별로 중요하지 않다. 정말로 중요한 것은 그들이 얼마나 오래 앉아 있도록 만드느냐다. 시계도 없고 창문도 없으니 시간이 얼마나 흘렀는지 개념이 없다. 어두워져도 알 길이 없다. 잠시 앉아 있었는데 벌써 새벽이다.

아마 일상에서도 이런 경험을 해본 적이 있을 것이다. 재미있는 게임에 빠져 있거나 엄청나게 흥미로운 책에 몰입하다가 고개를 들면, '어, 벌써 시간이 이렇게 되었나?' 이런 경험이 누구나 있다. 이걸 '시간왜곡 현상'이라고 한다. 엄청 흥미로운 무엇인가에 몰입하게 되면 일종의 가성 최면상태에 빠지게 되고 시간왜곡이 일어나는 것이다. 아이들이 자신이 생각한 것보다 훨씬 오래 게임에 몰입하게 되는 것도 비슷한 원리다. 자신은 잠깐 앉아 있었다고 생각하지만 엄청 오랜 시간이 흐른 것이다.

손님이 오래 앉아 있으면 카지노는 왜 수익을 올리는가? 룰렛을 예로 들어 설명해보자.

1부터 36번까지의 번호가 있고 여기에 베팅을 한다. 주사위를 던지고 맞으면 배당을 받는다. 36개의 번호가 있으니 맞으면 36배의 배당을 받는다면 베팅한 모든 사람들 입장에서 봤을 때 '본전'이다. 그런데 문제는 맞으면 35배의 배당을 준다는 것이다. 그런데 여기에도 함정이 있다. 카지노마다 다르지만 0 또는 00의 숫자가 추가로 있다. 그러니 엄밀히 말하면 37배 또는 38배를 배당해야 맞지만 35배를 주는 것이다.

그렇다면 카지노의 수입은? 당연히 한 판을 돌 때마다 2/36(또는 3/36)를 기본으로 받아가는 것이다. 누가 따는가 잃는가는 전혀 중요하지 않다. 계속 판만 돌아가면 수익은 발생하는 것이다. 도박의 종류에 따라 약간의 차이는 있지만 대개 이런 방식으로 수익이 나는 원리다.

그래도 카지노에서는 블랙잭이 승률이 높은 것이 아니냐고 말하는 사람들이 있다. 일리가 있는 말이다. 51:49, 다른 도박에 비해서는 확률적으로 높다. 그러나 돈을 딸 수 있다고 오해하면 안 된다. 그냥 잃는 데 시간이 좀 더 걸린다는 것뿐이다.

카지노는 그냥 만들어진 것이 아니다. 오랜 기간 인간 행동에 대한 연구를 바탕으로 만들어진 것이다. 온갖 심리학적 연구를 통해서 진화를 거듭한 상품이다. 카지노에 들어서면 다양한 소리가 들린다. 슬롯머신 앞에 앉아 있다고 생각해보자. 돌아갈 때마다 쩌렁쩌렁 소리가 들린다. 행여나 옆 좌석에서 777이라도 맞으면 기계에서 나는 소리가 장난이 아니다. 소리만으로도 짜릿한 느낌이 든다. 아드레날린이 분비되기 때문이다.

만약 카지노에 소리가 전혀 나지 않는다면 어떨까? 흥미가 반감될 가능성이 높다. 소리만으로도 긴장감이 배가되고 승리할 때 느끼는 쾌감이 고조되고 기대감이 증폭되는 것이다. 카펫의 색깔, 옆 좌석에서 슬롯머신 돌아가는 소리, 돈을 바꾸는 장소, 이런 사소해 보이는 모든 것들이 오랫동안 인간의 행동을 연구한 심리학적 이론을 바탕으로 만들어진 것이다.

어떻게 하면 사람들이 가장 흥미 있어 할지, 어떻게 하면 사람들이 오래 앉아 있을지 고심하여 만든 것이지, 그저 아무 생각 없이 그렇게 만든 것이 아니라는 걸 알아야 한다. 그러니 당신은 카지노를 상대로 이길 생각을 하면 안 된다. 그냥 재미있게 논 만큼 대가를 지불한다고 생각하면 된다.

얼핏 노박판에서 돈을 따는 비법이 있지 않을까 하는 생각이 든다. 1만 원을 잃으면 2만 원을 걸고, 2만 원을 잃으면 4만 원을 다음 판에 걸고, 그렇게 계속 잃은 것의 2배를 걸면 언젠가는 만회가 되지 않을까? 이런 생각을 똑똑한 사람들이 왜 하지 않았겠는가? 그래서 카지노의 여러 게임에는 상한선이 있는 것이다.

혹시 카드 게임이라면 카드를 외우면 이기지 않을까? 물론 카드를 다 외울 수는 없겠지만 그래도 정신을 차리고 카운팅을 하면 하이카드, 로카드, 대강 어떤 카드가 나올 확률이 높은지 정도는 알 수 있지 않을까? 실제로 오래전 라스베이거스 카지노에서 벌어졌던 일, MIT의 천재들이 모여 카지노를 털어갔던 1960년대 사건, 영화 〈21〉로 만들어져 많은 사람들의 관심을 받았다.

그렇다면 카운팅을 하면 정말 돈을 딸 수 있을까? 카지노를 바보라고 생각하는가? 이들은 이미 그런 일이 벌어지지 않도록 단단히 조치를 취해 놓고 있다. 모든 카지노는 카운팅 자체를 금지하고 있다. 실제로 하더라도 인간이 카운팅할 수 있는 한계를 넘어선 양의 카드를 사용한다. 카드가 줄면 계속 자동으로 보충되는 기계로 끊임없이 카드가 보충된다. 머리 쓸 필요 없다. 카지노를 이길 생각은 하지 않는 것이 현명하다.

오락인가, 도박인가?

중독자들조차도 흔히 그런 소리를 한다. 자신은 도박을 하는 것이 아니고, 그저 재미 삼아 심심풀이로 오락을 하는 것이라고. "도박과 오락의 경계가 어딘가요?" 이런 질문도 가끔 받는다. 농담처럼 이렇게 이야기해 준다.

"돈을 잃고도 기분이 좋으면 오락, 돈을 잃고 기분이 나쁘면 도박이지요."

농담처럼 들리겠지만 진리가 들어 있다. 혹시 골프를 치는가? 회원권이 있는 경우가 아니라면 한 번의 라운딩에 보통 20-30만 원은 족히

든다. 혹시 골프를 치고 나오면서 왜 골프장이 돈을 받느냐고 짜증 부린 적이 있는가? 당연히 없다. 반나절을 재미있게 놀았으니 당연히 대가를 지불하고 나온 것이다. 좀 비싸게 느낄 수는 있지만 돈을 지불했다고 불만을 갖지는 않는다.

도박장을 나올 때는 어떤가? 카지노나 경마장에서 30만 원을 잃었다고 가정해보자. 나올 때 심정이 어떨까? 골프장을 나올 때와는 딴판이다. 아니, 몇 시간이나 카지노나 경마장에서 재미있게 보냈으면 당연히 대가를 지불하고 나와야 하지 않는가? 이게 정상적인 생각이다. 이 생각을 넘어서 억울하고 짜증이 난다면 오락이 아니고 분명 도박이다.

정말로 도박을 오락으로 즐기겠다면 말릴 생각은 없다. 그러나 내 사정이 허용하는 범위 안에서 대가를 지불할 준비가 되어 있어야 도박이 오락의 기능을 하고 있는 것이다.

도박의 유형에 따른 분류

도박은 하는 형태에 따라 다양하게 분류할 수 있지만 저자들은 보통 3가지 유형으로 분류한다. 그냥 임상적 경험에 따라 분류해본 것이다.

1. 100% 운에 의한 도박

로또, 룰렛 등의 주사위 도박, 바카라, 슬롯머신 등

2. 약간의 기술이 필요한 도박

고스톱, 바둑이, 포커를 비롯한 카드 도박, 블랙잭 등

3. 약간의 분석이 필요한 도박

스포츠 베팅, 주식(선물, 옵션, 파생상품), 비트코인, 경마, 경륜, 경정 등

이렇게 분류한 이유는 인지행동적 접근을 할 때 도박의 유형에 따라 조금씩 내용이 달라지기 때문이다. 100% 운에 의한 도박은 어떤 것이 있을까? 그 전에 우선 질문을 하나 던져보겠다. 로또는 100% 운에 의한 것일까, 아니면 약간의 분석이 필요한 것일까? 아니면 로또 당첨에 다른 무엇인가가 작용하는 것일까? 정답은 당연히 '100% 운에 의한 도박'이다. 단 1%도 다른 요소가 작용하지 않는다.

로또는 이미 확률이 814만분의 1로 정해져 있다. 개꿈을 꾸거나 돼지꿈을 꾸거나 결과는 달라지지 않는다. 자동이든 수동이든 결과는 같다. 어떤 노력도 로또의 정해진 확률을 바꿀 수는 없다. 그런데도 많은 사람들이 이런 명확한 사실조차도 믿지 않는 것 같다.

로또에 대한 질문을 하나 해보겠다. 로또를 사러 갔는데 아래와 같은 두 종류의 번호군이 있다면 여러분은 어느 것을 고르겠는가?

① ② ③ ④ ⑤ ⑥

① ⑥ ⑨ ⑱ ㉒ ㊲

혹시 위쪽 번호군을 고를 바보 같은 사람이 있을까? 당연히 아래의 번호군을 고를 것이다. 설마 6개의 번호가 연속으로 나올 가능성은 거의 없지 않을까? 그런데 여기서 반전이 있다. 두 개의 복권이 당첨될 확률이 똑같다는 사실이다. 간단히 설명할 수 있다.

1번이 나왔다. 1은 위와 아래 번호군에 다 동일하게 있으니 표시를 해보시라. 그럼 다음 번호는? 2와 6이다. 그렇다면 2와 6 중에 어느 번호가 나올 확률이 높은가? 당연히 똑같다. 무슨 차이가 있는가? 우리가 어떤 번호를 고르더라도, 자동으로 하건 수동으로 하건, 좋아하는 번호를 고르든 생일을 기입하든 아무런 관계가 없다. 그냥 이미 정해진 대로 814만분의 1이라는 확률일 뿐이다.

세상에서 제일 황당한 책은 '로또에 당첨되는 방법'을 알려준다는 책이다. 아니, 그런 비법을 알면 자신이 로또를 해서 부자가 되지 무슨 이유로 알려준다는 말인가? 놀랍게도 이런 부류의 책이 시중에 많이 나와 있다. 더 황당한 것은 정말로 그걸 믿고 이런 책을 사보는 사람들이 있다는 사실이다. 상식적으로는 도저히 이해할 수 없지만 실제로 벌어지고 있는 일이다. 로또 번호를 예측해서 알려준다는 사이트도 성행하고 있다. 재미있는 일인데 과연 그들은 어떻게 다음에 나올 번호를 예측한다는 것일까? 예측이 가능하다면 왜 남에게 가르쳐주는 것일까?

우선 우리나라에서 처음으로 로또 발매가 시작되었을 때 나왔던 재미있는 기사를 한번 살펴보자. 제목이 흥미롭다.

'94주 연속 당첨' 日 로또 명인 비결은…

지난주 1등 번호 각 게임에 나눠 기입
6개월간 3-4번 나온 숫자 집중 선택

　일본에서 '로또 94주 연속 당첨'이라는 진귀한 기록을 세운 '로또 명인'이 방송에서 당첨 비법을 공개해 화제를 모았다. 주인공은 일본 시네마현에 사는 후나쓰 사카이 씨(55). 29일 한국의 한 방송사는 현지 취재로 그의 '로또 313회 도전, 300회 당첨'과 '94주 연속 당첨'이라는 불가사의한 기록을 공개했다.
　리포트에 따르면 그가 처음으로 로또에 당첨된 것은 지난 2001년 1월. 일본 로또 16회차에서 2등에 당첨돼 3,294만 엔(약 3억 3,000만 원)을 받았다. 이때부터 지난해 9월까지 무려 94주 연속 당첨된 것이다. 이 중 2등 당첨은 1회, 3등 1회, 그 밖에 5등 당첨은 너무 많아서 셀 수가 없을 정도다. 이는 전문가들의 수학적 분석으로는 불가능에 가까운 확률이다.
　하지만 사카이 씨는 이날 자신의 '로또 당첨 비법'을 전격 공개해 관심을 집중시켰다.
　그가 말하는 비법은 먼저 '데이터를 철저히 분석하라'는 것이다. 최근 6개월간의 1등 당첨 번호를 분석, 번호별로 당첨 횟수를 기록하는 것이다.
　그다음은 번호당 1등 당첨 횟수를 '正'자로 하나씩 표시해놓고 세 번이나 네 번 나온 숫자를 중점적으로 선택한다. 이때 지난주 당첨 번호의 활용이 중요하다.
　정리하자면 지난주 1등 당첨 번호를 하나씩 떼어 각 게임에 기입한 후 분석 자료 데이터를 보고 지난 6개월간 3-4번밖에 나오지 않은 번호를 조합해 로또 번호를 기입하는 것이다.

그는 끝으로 "아직 한 번도 1등은 못했다"며 "1등에 당첨되기 위해 앞으로도 계속 로또에 도전할 것"이라고 말했다.

한편 그는 지난 3월 한국 로또에 도전하기 위해 내한한 적이 있다. 당시 17회차에서 10만 원어치를 샀으나 모두 실패해 한국 로또의 매운맛을 봤다.

그는 "데이터가 좀 부족했다. 나중에 다시 도전해보고 싶다"는 말을 남기고 돌아간 것으로 알려졌다.

출처: <스포츠경향> 2006.10.30

이 기사를 보고 도대체 무슨 생각이 드는가? 이전에 많이 나온 번호가 이번 주에 나올 번호와 무슨 상관이 있단 말인가?

주사위는 기억력이 없다

"주사위는 기억력이 없다."

'무선성randomness의 개념'을 설명할 때 치료자들이 흔히 하는 말이다. 집단치료 시에는 큰 주사위를 만들어 가서 재미있는 놀이를 한다.

"김 선생님, 내가 이제 주사위를 던질 테니 몇 번이 나올지 미리 한번 맞혀봐요."

"아니, 그걸 어떻게 미리 알 수가 있어요?"

"그래도 그냥 한번 아무 번호나 찍어봐요."

"3번이요."

"자, 이제 내가 던집니다. 어이쿠, 3번이 나왔네. 김 선생님, 예지력이 있는 것 같은데 어떻게 맞혔어요? 왜 3번을 골랐어요? 미리 뭔가 느낌이 왔어요?"

"아니요, 그냥 제가 제일 좋아하는 숫자라서요."

어떻게 맞혔는가? 정답은 '그냥 우연히'다. 확률적으로 1/6의 확률이니 가끔 우연히 맞을 수도 있다. 여기서 다음 질문이 들어간다.

"자, 그러면 내가 다시 주사위를 던집니다. 이번에는 몇 번이 나올 확률이 높을까요? 이미 3번이 나왔으니 또 3번이 나올 확률이 높아요, 아니면 3번은 한 번 나왔으니 확률상 3번 대신 1, 2, 4, 5, 6 중에 하나가 나올 확률이 높아요?"

여러분은 어떻게 생각하는가? 확률을 생각하면 어느 것이 맞을까?

당연히 확률은 똑같다. 먼저 던진 주사위에서 몇 번이 나왔건 이번에 던지는 주사위와는 아무런 연관성이 없다. 던질 때마다 새로운 1/6의 확률로 숫자가 나온다. 서두에 말하지 않았는가? 주사위는 기억력이 없다. 당연한 이야기 아닌가? 지난주 로또에 24번이 나왔건, 17번이 나왔건 말건 이번 주 로또 번호는 그와 아무런 관련이 없이 새로 시작하는 확률이다. 그동안 나온 로또 번호를 연구해서 이번 주 나올 번호를 예상한다는 것은 무선성의 개념을 이해하지 못한 코미디 같은 이야기인 것이다.

카지노에 가면 룰렛이라는 도박이 있다. 테이블에는 0번부터 36번까지 번호가 있고 여기에 베팅을 하면 주사위를 던져 맞는 번호에 돈을 주는 것이다. 그런데 각 테이블마다 이전에 나온 숫자들이 전광판에 쭉 뜨고 있다. 웃기는 일이다. 지난주 로또 번호를 연구하는 것과 다를 바 없다. 아무 연관성 없는 이전 번호들을 알려준다. 더 웃기는 것은 그 번호들을 보고 사람들이 열심히 연구하고 있다는 사실. 이전에 나온 번호를 보고 앞으로 나올 번호를 예측하는 웃지 못할 일이 벌어지고 있는 것이다.

로또 말고도 100% 운에 의한 도박은 많다. 이미 언급한 룰렛과 같은 주사위 게임도 마찬가지다. 어릴 때 흔히 하던 홀짝과 같은 게임도 전적으로 운에 의해 결과가 결정된다. 슬롯머신, 이와 비슷한 성인오락실의 게임늘도 100% 운에 의한 도박이 낳다.

한국인들이 카지노에서 가장 열광하는 바카라는 어떨까? 이것도 그냥 완벽한 운에 의한 도박이라고 생각하면 된다. 홀짝 게임과 똑같은 원리로 진행되는 것이라고 보면 된다. 플레이어에 걸 것인지, 뱅크에 걸 것인지, 자신의 의지로 결정을 하는 것이니 뭔가 기술이 필요할 거라고 우길지 모르지만 전혀 사실이 아니다. 그냥 운이다.

친구와 홀짝 게임을 한다고 가정해보자. 손에 구슬을 쥐고 들어 있는 개수가 홀인지 짝인지 맞히는 내기다. 물론 구슬을 쥐는 사람이 개수를 알 수 없이 무작위로 쥔다고 가정하는 것이다.

확률적으로 볼 때 홀에 계속 돈을 거는 것이 좋을까, 아니면 짝에만 계속 돈을 거는 것이 좋을까? 이도 저도 아니면 홀과 짝을 번갈아 가며 거는 것이 좋을까? 어느 것이 돈을 따는 데 더 유리할까? 당연히 아무 상관이 없다. 홀수가 몇 번 연속 나왔다면 이번에는 홀수가 나올 확률이 높을까, 아니면 한 번쯤은 확률상 짝수가 나올 확률이 높을까? 이미 앞에서 공부했으니 정답은 아시리라. 바카라의 경우도 플레이어와 뱅크에 홀과 짝을 대입하면 똑같은 방식이다. 이해가 되는가?

한쪽에 계속 베팅을 하든 기분에 따라 이곳저곳을 가든 아무런 상관이 없다. 어차피 확률적으로 결과는 동일하니까. 룰렛의 경우도 생각해보자. 1번에만 계속 돈을 거는 것이 이득인가, 아니면 내 판단에 따라 매 판마다 이 번호 저 번호를 선택하는 것이 이길 확률이 높은가? 이 또한 정답은 이미 나와 있지 않은가?

그런데도 왜 대부분의 사람들은 한 번호에만 계속 돈을 걸지 않고 이 번호 저 번호를 번갈아 가면서 돈을 거는 것일까?(간혹 자신이 좋아하는 똑같은 번호에만 거는 사람들도 있다.) 그야 이유가 간단하다. 한 곳에만 계속 가면 도박의 재미가 성립되지 않는다. 친구와 홀짝 게임을 하는데 계속 홀에만 돈을 건다면 결과와 상관없이 아무런 재미가 없다. 내가 뭔가 결과에 영향을 주는 선택을 해야 짜릿함이 생기고 도박으로서의 재미가 성립한다.

로또 번호를 고를 때도 보면 알 수 있지 않은가? 당신은 로또를 구입할 때 주로 자동 번호를 이용하는가, 아니면 자신이 선택한 숫자를 기입하는 수동을 선택하는가? 어차피 결과가 같다는 사실은 이미 배웠지만 대부분의 사람들은 자신이 번호를 선택하는 것을 선호한다. 그래야 뭔가 확률이 더 높아질 거라 믿는다. 자신의 생일이나 좋아하는 숫자, 가족의 생일 등 별별 숫자에 의미를 부여하고 베팅을 한다.

이처럼 도박꾼은 내가 뭔가 역할을 해서 나의 행동에 따라 결과가 달라진다고 믿어야 도박에 대한 흥미가 높아진다.

끝난 경기에도 베팅을 할까?

재미있는 연구 결과가 있다. 스포츠 경기의 승패에 베팅을 하는 스포츠 토토가 한창 유행이다. 축구 경기가 벌어진다면 그 경기의 결과를 미리 예측해서 베팅을 한다. 경기를 지켜보는 동안 얼마나 스릴이 넘치는지 모른다. 경기가 끝나면 승, 무, 패의 결과에 따라 배당금을 받는 방식이다.

만약 축구 경기를 하는데 먼 나라, 유럽의 어떤 지방에서 경기가 있다고 가정해보자. 완벽하게 정보가 차단되어 있다고 가정한다면 여기서는 결과를 전혀 알 수가 없다. 정말로 그렇다고 가정하고 이야기를 들어보시라.

유럽의 어떤 나라에서 이미 두 팀이 경기를 마쳤다. 물론 우리는 그 결과를 전혀 알 수가 없다. 자, 이제 베팅해 보시라. 어느 팀이 이겼을까? 아니, 경기가 끝났는데 무슨 베팅을 해? 이런 질문이 있으리라. 그러나 그 결과에 대해 아무도 알고 있지 않은 상황이라면 이미 경기가 끝이 났든 이제 시작하든 무슨 상관이 있나? 돈을 따고 잃고는 아무 연관이 없지 않은가? 그렇다면 주저 없이 베팅을 해야 하지만 대부분의 사람들은 놀랍게도 베팅을 하지 않는다. 베팅을 해도 적은 돈만 걸 뿐이다. 이미 경기가 끝났기 때문에 내가 경기 결과에 관여할 수 있는 부분이 없다고 믿기 때문이다.

어떤 식으로든지 도박꾼들은 자신의 선택이나, 자신의 기술이나, 자신의 운이 경기 결과에 영향을 미칠 수 있다고 믿을 때 큰 베팅을 하게 되는 것이다. 실은 아무런 상관도 없는데 말이다.

약간의 기술이 필요한 도박들

전 국민이 다 아는 도박, 고스톱이 여기에 속한다. 친구들과 판을 벌리면 때에 따라 다르겠지만 그래도 기술이 좋은 사람이 딸 확률이 높지 않겠는가? 카지노의 블랙잭도 자신의 선택이 필요하니 이 유형의 도박에 들어갈 것 같다. '세븐 포카'를 비롯한 카드 게임, 친구들과 흔히 즐기는 '하이 로' 등도 여기에 해당한다.

그러나 가장 문제가 되는 이 유형의 도박은 역시 하우스에서 흔히 하는 '바둑이'다. 승부가 빠르고 큰돈이 오갈 수 있으니 중독성도 강하다. 기술이 필요한 도박들인데 이번 글의 제목을 다시 한번 보시라. 앞에 무슨 말이 써 있는가? '약간의 기술'이라고 분명히 적어놓았다.

그런데 이 유형의 도박을 하는 사람들은 '약간'이라는 말을 무시한다. 자신이 전문가이니, 이 도박판을 20년 다녔으니 딸 수 있을 거라 믿는다. 학창 시절 친구들과의 도박판을 휩쓸던 사람들이 결국 하우스로 진출해서 패가망신하는 경우를 많이 본다. 자신의 기술에 대한 망상 때문이다.

하우스에서 왜 돈을 딸 수 없는지는 이미 배웠으니 더 말할 필요가 없을 것 같고 대신 사기도박에 대해서는 잠시 언급하고 가야 할 것 같다. 지금은 사정이 많이 나아졌지만 이런 종류의 불법도박장에서 거금을 잃었다면 거의 사기도박이라고 생각하면 틀림이 없다.

자신은 절대로 사기를 당하지 않는다고 믿는 사람들도 있다. 기술자들을 한번 만나보면 좋으련만. 손은 눈보다 빠르다. 아무리 우리가 두 눈을 부릅뜨고 봐도 알 수가 없다. 텔레비전에서 흔히 보여주는 마술 프로그램을 좋아하는가? 카드 마술을 보면 정말 감탄이 절로 나온다. 실제로 타짜가 내 눈 앞에서 '밑장빼기' 시범을 보이는데 아무리 봐도 알 수가 없다.

친한 친구들이라 절대 사기를 칠 리가 없다거나, 오랫동안 알던 사람들이라 절대 그럴 리가 없다고 믿는다. 안타깝지만 전통 하우스에서 돈을 잃었다면 그냥 사기를 당했다고 믿는 게 낫다.

"돈을 딴 적도 있는데요?"

그러니 사기도박을 당한 것이 아니라고, 나름 기술이 있다고 굳게 믿지만 사실이 아니다. 늘 사기를 칠 리는 없다. 그저 결정적인 한 방을 당했다고 보면 된다. 기술이 필요한 도박에서 돈을 잃은 중독자들은 쓸데없는 자존심이 있다. 그냥 사기도박을 당했다고 생각하면 된다. 방송에서 그 수법까지 낱낱이 보여주지 않았나? 근데 그게 용납이 안 된다.

쓸데없는 데 자존심 내세울 필요 없다. 사기를 당했건, 기술이 부족했건, 운이 안 좋았건, 사실 여부를 떠나 그냥 졌다는 사실을 수용하시라. 그리고 발걸음을 끊는 것이 상책이다.

약간의 분석이 필요한 도박들

이 유형의 도박은 경마, 경륜, 경정, 그리고 최근에 문제가 되고 있는 스포츠 베팅 등이 해당된다. 주식중독도 이 유형에 속한다. 주식이 무슨 도박이냐고 반문할지 모르겠다. 물론 주식은 도박이 아니다. 그러나 우리나라 사람들은 주식을 도박화하는 기가 막힌 능력을 가지고 있다. 이건 좀 이따가 다루도록 하겠다.

다시 제목으로 돌아가보자. 여기서도 '약간의 분석'이 필요한 도박이라고 했다. 문제는 이 유형의 도박에 빠진 사람들도 '약간'이라는 용어를 이해하지 못하고 자신이 연구하고 분석하면 분명히 돈을 딸 수 있을 거라고 확신한다는 점이다.

사실 도박중독자들 가운데 가장 치료가 어렵고, 최근 가장 문제가 되고, 가장 치료 동기가 적은 사람들이 이 유형의 도박에 빠진 사람들이다.

도박은 미래를 예측하는 게임이다. 예측이 가능하다면 도박을 해서 돈을 딸 수 있다. 어떤 사람들은 열심히 공부하거나 연구를 하면 도박의 승률이 높아지고 돈을 딸 수 있을 거라 믿는다. 특히 분석이 필요한 도박에 몰입하는 사람들의 특징이다.

경마장이나 경륜장 앞에 가보면 잡지를 파는 사람들이 많다. 오늘 경주에서 어떤 말이 승산이 있는지 자세하게 분석하고 알려준다. 이건 앞서 언급한 '로또에 당첨되는 방법'을 알려주는 것과 다름이 없다. 그저 자신의 기분에 따라 마음대로 베팅을 하는 경우도 많지만 대부분의 고수들은 일주일 내내 연구하고 분석해서 경마장을 간다. 잡지를 사 보는 것은 새로운 정보를 얻는 의미도 있지만 자신의 연구와 분석을 확인하는 과정이기도 하다.

그럼 정말 연구하고 분석하면 돈을 딸 수 있을까? 정말 딸 가능성이 높다면 경마장 가는 걸 말릴 필요가 있을까? 투자를 해야 하는 게 아닐까?

잘못된
생각과 행동들

"김 선생님은 주 종목이 경마지요? 얼마나 잃었어요?"

"집을 두어 채 날렸으니 족히 20억은 될 겁니다."

"아니, 기왕 도박을 할 거면 좀 따지 그랬어요. 혹시 연구가 부족해서 못 이긴 거 아닌가요?"

"글쎄요, 그런 것 같기도 하고. 그래도 나름 열심히 공부하고 연구했는데 안 되네요."

정말 연구를 많이 하고 분석을 하는 것이 의미가 없는 것일까? 사실 승률을 높이는 데는 '약간의' 의미가 있다. 결과적으로 돈을 따는 것과는 무관하지만.

주사위를 굴린다고 치자. 무슨 번호가 나올지 알 수 있는 사람은 없다. 혹 번호를 맞혔다면 우연히 확률에 의해 맞혔을 뿐이다. 그런데 만약 입산수도를 10년간 해서 주사위 굴리기만 연구한 사람이 있다고 치자. 이제 주사위를 굴리면 어떤 숫자가 나올지 알 수 있을까? 10년을 연구하든, 20년을 연구하든 아무 상관이 없다. 미래를 예측할 수 있는 사람은 없기 때문이다.

그래도 경마나 스포츠 경기는 100% 운에 의해 결정되는 주사위 굴리기와는 다르지 않을까? 물론 다른 측면이 있다. 과거의 경기 결과, 이

팀이 가지고 있는 기본 실력, 말의 상태, 기수가 누군지, 기수의 요즘 컨디션이 어떤지 등등 영향을 미치는 요소가 많다. 그래서 단순한 주사위놀이와는 차이가 있는 것도 사실이다.

그러나 여기서 간과하는 것이 있다. 분석이 필요한 도박은 보통 두 가지 문제가 있다. 우선 생각해 보아야 할 것은 승부가 우리가 예측하는 변수들에 의해 결정되는 것인가 하는 문제다. 기껏 우리가 분석할 수 있는 것은 앞서 언급한 과거의 전적 등 몇 가지뿐이다. 안타깝지만 승부에 영향을 미치는 요인은 이것 말고도 수없이 많다. 예를 들어 승부에 영향을 미치는 요인이 100가지라면 우리는 그 가운데 겨우 다섯 가지만 가지고 머리를 싸매고 있는 것이다. 수없이 많은 예측변수들 가운데 일부만 가지고 판단하는 어리석음을 범하고 있는 것이다.

두 번째 문제는 배당의 문제다. 그래도 연구를 하면 승률이 높아지는 것은 당연한 일 아니냐고 반문할지 모르겠다. 사실은 맞다. 비록 알 수 있는 예측 변수가 적긴 하지만 결과에 영향을 미치는 것은 사실이니 연구하면 승률을 올릴 수 있다. 문제는 배당 비율이다. 안타깝지만 승률이 오르는 만큼 당연히 배당은 떨어질 수밖에 없다.

브라질과 대한민국이 축구 경기를 한다고 치자. 어느 편에 베팅을 하는 것이 현명한 건가? 물어볼 것도 없다. 최근 우리나라의 축구 실력이 엄청나게 발전한 것은 사실이지만 그래도 객관적으로 보면 브라질에 거는 것이 현명한 것 아니겠는가? 애국심을 빼고 생각한다면 말이다. 그동안의 전적, 세계 랭킹, 선수의 구성, 개인기 등등 어느 것을 생각해봐도 브라질이 승산이 높다.

문제는 축구를 조금이라도 아는 사람이라면 전부 브라질에 베팅을 한다는 사실이다. 당연히 이길 확률이 높지만 배당금은 거의 꽝이다. 1.1배의 배당을 받는다고 해도 수익성이 너무 낮다.

그런데 단발성 경기가 아니고 1년에 10번을 붙는다고 가정해보자. 그렇다면 어느 쪽에 거는 것이 유리할까? 놀랍게도 결과는 거의 똑같다. 최소한 열 번 중 한 번은 우리가 이길 수도 있지 않을까? 그때 대박의 승률이 일어난다. 열 번을 잃고 한 번을 따거나 열 번을 따고 한 번을 잃으나 승률과 배당을 곱하면 결과가 비슷하다는 말이다.

스포츠 베팅은 승률 × 배당 = 1(일정함)

즉 1년 내내 승부에 베팅한다면 결과가 거의 같도록 만들어 놓았다는 뜻이다.

가끔 초보자가 대박을 터뜨리는 이유가 여기에 있는 것이다. 아무것도 모르고 찍었는데 엄청난 배당이 돌아오는 경우가 있다. 이건 연구한 사람들은 도저히 얻을 수 없는 배당이다. 쌍승식 경마로 치면 절대로 들어올 수 없는 말이 동시에 1등과 2등으로 들어와야 생기는 일이다. 축구로 치면 세계 최강 브라질과 독일이 동시에 우리에게 3:0으로 지는 경우와 같다. 벌어지지 말라는 법은 없지만 거의 불가능에 가까운 일이다. 그러니 대박은 브라질이나 독일이 축구를 얼마나 잘하는지 전혀 모르는 사람들에게 생길 수 있는 일인 것이다.

주식투자와 관련해 재미있는 이야기가 있다. 2000년도 7월부터 다음 해 5월까지 〈월스트리트저널〉이 주최한 주식투자 수익률 대회가 열렸다. 펀드매니저 4명과 일반투자자 4명, 그리고 가상의 원숭이 한 마리가 대결을 벌였다. 물론 원숭이는 무작위로 아무 종목이나 찍은 것이다. 물론 재미로 하는 일이다. 결과는 어떠했을까? 예상대로(?) 원숭이의 완승이다. 원숭이는 2.7%, 전문가는 13.4%, 일반투자자들은 28.6%나 손실을 봤다고 한다.

비슷한 실험은 또 있었다. 2002년 영국에서 벌인 5살 어린이와 투자 전문가, 점성술사의 한판 대결. 역시 결과는 전문가의 KO패다. 주식투자이론 중 '랜덤워크random walk'라는 용어가 있다. 술 취해서 자기 마음대로 휘청거리며 걷는다는 뜻이다. 어디로 갈지 예측이 가능할까? 아무도 모른다. 아무리 공부를 해도, 아무리 분석을 해도, 아무리 예측을 잘해도 결과에는 별 영향이 없다는 뜻이다.

그만큼 다양한 예측 변수가 존재하니 아무리 그 분야의 전문가라고 해도 모든 변수를 예측할 수는 없다는 교훈이다. 또한 그 예측 변수를 우리 스스로 통제할 수 있는 방법이 없는 한, 우리의 연구나 노력이 결과에도 영향을 미칠 수 없다는 이야기다.

어느 투자 전문가의 조언이 가슴에 와 닿는다.

"증권사의 전망 자료는 미래의 시장에 대한 예측이 아니다. 단지 현재 시장에 대한 반영일 뿐이다."

도박도 마찬가지고, 주식도 마찬가지다. 돈을 따는 방법은 단 하나, 미래를 정확하게 예측하는 방법뿐. 안타깝지만 미래를 예측하는 능력이 생기기 전에는 방법이 없다.

스포츠 베팅에 열광하는 사람들

최근 10년 정도는 스포츠 베팅 중독자들이 클리닉을 찾아오는 주류를 이루고 있다. 합법적인 스포츠 토토를 넘어 대부분 불법적인 사이트를 통한 중독자들이다. 큰 문제는 그동안 다소 도박과는 거리가 멀었던 학생, 심지어는 중고등학생들 사이에서도 유행처럼 번졌다는 사실이다. 동네 복권방에 가보면 스포츠에 별 흥미도 없을 것 같은 주부나 여성들도 꽤 많다. 사회적 측면에서도 심각한 문제가 아닐 수 없다.

그렇다면 스포츠 베팅에 참가하는 사람들의 특징은 무엇일까? 왜 어린 학생들이나 주부들까지 열광하는 것일까? 치료적인 관점에서는 어떤 어려움이 있을까?

여기에 빠진 중독자의 경우, 다른 도박에 비해 죄책감이 적다. 주식 중독자도 비슷한 양상을 보인다.

우선 첫째로, 스포츠 베팅을 도박이 아닌 스포츠라고 생각한다. 결국 베팅을 하는 것이니 당연히 도박이다. 그런데 뒤에 두 글자를 빼고 앞에 있는 세 글자, '스포츠'라고 우기는 것이다. 축구, 야구 안 좋아하는 사람이 어디 있나. 그러니 자신도 좋아하는 스포츠 경기에 재미를 위해 약간의 돈을 거는 것이라고 믿는다. 사실 이렇게만 될 수 있으면 큰 문제는 없다. 스포츠광이 많은 미국이나 유럽에도 스포츠 도박이 성행하지만 우리처럼 이렇게 심각한 나라는 드물다. 서구에서는 주말이면 가족이나 친구들과 모여 맥주 한잔씩 마시며 떠들썩하게 스포츠 경기를 관람하는 모습을 흔히 볼 수 있다. 여기에 소액의 돈까지 걸린다면 스릴이 있고 얼마나 흥분되겠는가?

그런데 우리의 도박 양상은 안타깝지만 이런 이상적인 모습과는 거리가 멀다. 스포츠 경기 자체에 관심이 있거나 즐기는 것이 아니라 오직 승부 결과에만 집착하는 양상이라 그들과는 전혀 다른 모습이다.

둘째는 친숙성에 대한 오해다. 자신이 그 종목에 대해 잘 알면 돈을 딸 수 있을 것이라는 망상이다. 프로 축구선수는 축구 경기에 베팅하면 확률적으로 맞힐 가능성이 높지 않을까? 당연히 전문 지식도 많고 정보도 많으니 그럴 것도 같다(물론 프로 선수는 금지되어 있다. 승부조작과 같은 부정행위를 방지하기 위한 당연한 조치다).

스포츠 베팅에 중독된 사람들은 전부 자신이 전문가라고 믿는다. 왕년에 자신이 축구 선수였다는 둥, 자신이 야구 전문가라는 둥 실제 전문가 행세를 한다. 들어보면 진짜 많이 안다. 선수 한 명 한 명을 다 꿰고 있고, 과거 전적은 물론이고, 각 팀의 전술까지도 훤히 알고 있다. 이쯤 되면 스스로 전문가라고 믿을 만하다. 문제는 이런 지식이 돈을 따는 데는 아무 소용이 없다는 데 있다. 이미 앞서 설명했으니 잘 이해했으리라 믿는다. 그 분야의 진짜 전문가가 스포츠 도박을 통해 큰돈을 벌 수 있다면 그들이 왜 베팅을 안 하겠는가?

셋째는 접근성이 너무 좋다는 사실이다. 예전에는 도박을 하려면 일단 도박장을 가야 했지만 요즘은 그냥 휴대폰 하나로도 모든 것이 해결된다. 지혜로운 발명품이 이때는 흉기로 돌변하는 것이다. 시도 때도 없이 아무 때나 할 수 있다. 합법적인 스포츠 토토는 그래도 뭔가 규제 장치라도 있다. 다 지켜지지는 않겠지만 그래도 일정 액수 이상을 베팅하지 않도록 나름의 장치를 마련해 놓았다. 또한 우리나라에서 열리는 몇몇 스포츠 경기에만 베팅을 할 수 있으니 1년 365일, 24시간 내내 하는 것도 아니다.

문제는 불법 사이트를 통한 스포츠 도박이다. 물론 다른 도박도 불법적으로 행해지는 도박이 문제이긴 하지만 스포츠 베팅 쪽이 가장 심각한 것 같다. 여기서는 전 세계에서 벌어지는 게임에 대해 돈을 걸 수도 있고, 단순한 승, 무, 패에 대한 베팅을 넘어 정말 상상을 초월하는 스릴 넘치는 베팅을 만들어 놓았다.

예를 들어 야구 경기로 치면 투수가 처음 던지는 공이 볼일까, 스트라이크일까, 이게 베팅의 대상이다. 정말 좀 과장되게 말하면 경기의 매 순간마다 베팅이 들어간다. 보는 내내 얼마나 스릴이 있겠는가? 한시도 눈을 뗄 수가 없다. 이러니 한 번 빠지면 여기서 헤어나오기가 힘들다.

당연히 한 번이라도 불법적인 사이트에 맛을 들이면 합법적인 스포츠 토토는 그저 어린아이 장난 수준이 될 뿐이다.

주식은 도박인가?

주식은 도박인가? 당연히 주식은 도박이 아니다. 투기가 아니고 투자다. 그런데 도박이다. 이건 또 무슨 말인가? 놀랍게도 우리나라의 투자자들은 주식시장을 도박화하는 놀라운 능력을 가지고 있다. 사고팔고, 사고팔고, 초난타 매매가 극성이다. 하루하루의 그래프에 일희일비한다. 온 기분이 이 그래프에 따라서만 움직인다. 안정적인 현물에 투자하고 기다리는 합리적인 투자가 적다.

안타깝게도 지금 우리의 주식시장은 완전 투전판이다. 화끈하고 스릴도 넘친다. 이러니 도박판처럼 주식시장에도 중독자가 생긴다. 컴퓨터 앞에 앉아 하루 종일 시세만 들여다보는 사람도 많다. 회사 업무가 제대로 돌아갈 리가 없다. 증권 시세에 따라 그날 기분이 좌지우지되는 희한한 일이 벌어지기도 한다.

시세가 오르면 자율신경계가 흥분하기 시작하고 맥박이 빨라지고 자신도 모르게 기분이 고양된다. 이 기분이 지속될 수만 있으면 얼마나 좋으랴. 불행히도 장세가 떨어지기 시작하면 허탈감이 순식간에 몰려오고 온몸에 기운이 빠지기 시작한다. 널뛰기 장세라도 만나면 하루에도 수십 번 흥분과 허탈이 반복되고 몸과 마음은 파김치가 되고 만다.

과정보다는 결과를 중시하는 문화 속에서 빨리빨리 자신의 목표가 이루어지지 않으면 초조하고 불안해진다. 이러니 중독성을 띠는 초단타 매매가 성행할 수밖에 없다. 이렇게 되면 돈은 수수료로 다 나간다. 때로는 손해도 보는 게 투자다. 만회를 위해서는 진득하게 기다릴 줄도 알아야 된다. 그러나 실패를 만회하기 위한 성급한 결정이 또 다른 화를 부른다. 이득은 고사하고 본전도 못 건질 지경에 처하면 정상적인 판단력을 기대하기가 어렵다. 유일한 희망은 대박이 터지는 길뿐이다. 이 정도가 되면 주식투자가 완전히 도박의 형태가 되고 만다.

왜 안정적인 수익을 위한 투자가 아닌 고위험, 초단타 매매에 열중하는가? 앞서 도박의 특성은 '즉각적인 보상'에 대한 중독이라고 했다. 넣어 놓고 오래 기다리는 것은 뇌에 전혀 자극이 되지 않는다. '사고팔고'를 반복하는 것은 한 판의 도박이 이루어지는 과정과 유사하다. 이기고 지고가 그 자리에서 결정되어야 뇌에 자극이 된다. 그러니 기다릴 줄 아는 안정적인 투자자는 도박과 거리가 멀지만, 시도 때도 없이 사고파는 사람은 투자보다 도박에 가깝다는 뜻이다.

또한 고위험을 감수하는 사람들이 존재하기 때문이다. 주식은 투자의 특성상 일정 부분 위험을 감수해야 하는 특성이 있다. 여기까지는 별 문제가 없다. 도박 성향이 높은 사람들에게는 안정적인 수익은 의미가 없다. 대박이 터질 때 도박꾼의 머리에서 느끼는 절정의 기분을 위해서는 고위험 종목을 선택할 수밖에 없다. 일종의 '모 아니면 도'다.

일반인이 선물, 옵션을 비롯한 파생상품에 열광하고 있는가? 그렇다면 주식투자를 도박화하고 있다고 생각하면 거의 틀림이 없다. 투자는 가슴이 아니라 머리로 하는 것이다. 철저한 준비와 냉철한 판단을 요구한다. 그때그때의 소문이나 막연한 느낌으로는 애초에 좋은 결과를 기대하기가 어렵다. 본전 생각 때문에 더 깊은 수렁으로 빠져서는 안 된다. 남들을 따라 무작정 시작한 사람이라면 지금이라도 늦지 않았다. 미련을 버리고 철저한 준비를 바탕으로 훗날을 기약하는 것이 현명한 방법이다.

최근 주식과 관련해 재미있는 볼거리가 있다. 허영만 화백의 주식투자 실화 만화《허영만의 6000만원》을 한번 보시기 바란다. 주식전문가, 자산운용사 대표를 비롯한 당대의 고수 5명에게 자문해 주식 투자를 한 결과는 결국 -25%. 실제 투자 이야기와 수익을 올리는 기술을 다루어 인기를 끌었던《허영만의 3000만원》에서 공개한 투자 수익은 31%를 넘었지만 최종 결과는 실패인 셈이다. 돈을 잃을 가능성이 많으니 주식 투자를 하지 말라는 이야기가 아니다. 자신이 감당할 수 있는 범위 내에서 도박이 아닌 투자를 하라는 말이다.

예측이 어려울수록 사람들은 스릴을 느낀다. 사람들이 도박에 빠지는 이유 중 하나가 바로 '예측 불허의 결과'다. 언제 대박이 터질지 모른다는 사실이 꾼들을 애타게 만드는 것이다. 분명 주식은 투기가 아니고 투자다. 투기성의 주식 열풍이 사라지고 증권이 정상적인 투자의 수단으로 자리 잡는 방법은 우리 사회 전체가 안정을 찾는 길뿐이다. 비록 대박의 스릴은 사라진다 할지라도.

주식중독자의 특성

임상에서는 치료자가 가장 힘들어하는 대상이 주식중독자들이다. 당연히 죄책감도, 가족에 대한 미안함도 적다. 치료에 대한 동기도 적을 수밖에 없다. 앞서 언급한 스포츠 베팅 중독자들과 비슷한 양상을 보이지만 그들보다 훨씬 합리화를 잘한다. 들어보면 꼭 틀린 말은 아니다.

"선생님, 제가 혼자 잘 먹고 잘 살자고 그런 게 아닙니다. 이번에는 좀 그렇지만 꼭 다 만회할 수 있습니다."

일단 주식중독자들은 자칭 전문가가 많다. 학력도 대체로 다른 도박 중독자 집단에 비해 높은 편이다. 경영학, 경제학을 전공하고 은행이나 투자 회사에서 나름 경력을 쌓은 사람도 많다. 경력을 보면 나름 합리적인 투자를 할 것 같은 사람들인데 전혀 그렇지가 않다.

이들은 더 집착하고 더 무리수를 둔다. 나름 전문가의 위상에 상처를 받았으니 어떻게 하든 만회해 보겠다는 의지가 강하다. 강력한 '자기애 손상'이 엄청난 상처로 작용하고, 다시 도전하는 요인으로 작용하는 것 같다.

스스로를 주식 전문가라고 믿는 중독자는 꼭 《투자의 심리학The Psychology of Investing》이라는 책을 읽어보기 바란다. 오래된 책이기는 하지만 번역본도 나와 있으니 일독을 권한다. 행동재무학 분야의 세계적인 권위자인 존 R. 노프싱어 교수의 저서다.

이 책에서 말하는 주식중독자의 가장 큰 문제는 '자기 과신'이다. 자신의 역량을 과대평가하는 사람들은 거래를 너무 자주 하고, 과도한 위험을 감수하지만 결과적으로는 더 큰 손실을 입는다. 그들은 정보의 정확성을 잘못 해석하고, 자신의 정보분석 능력을 과하게 높게 평가한다. 정보를 편파적으로 해석해서 이번에는 확실하다고 믿는다. 투자 금액이 늘 수밖에 없다.

정보가 많을수록 자기 과신은 증가한다. 특히 요즘은 모든 정보를 인터넷을 통해 얻을 수 있다. 문제는 정보 자체가 아니라 정보를 어떻게 정확히 해석하느냐다. 물론 정보를 해석하는 능력만으로 돈을 딸 수 있는 것은 아니지만.

자기 과신이 강하면 위험에 대한 정보는 애써 무시하고 위험을 훨씬 감수하는 경향이 있다.

"선생님, 이번 정보는 확실합니다. 분명히 승산이 있습니다."

주식중독자에게 늘 듣던 말이다. 지난번 쪽박을 차고 왔을 때도 정보가 확실하다고 했는데.

나름 공부도 많이 했고 이 분야에 일가견이 있는 전문가는 왜 돈을 못 따는 걸까? 그렇다면 카지노의 딜러들은 다른 도박장에 가면 돈을 딸 수 있을까? 놀랍게도 도박중독자들 가운데는 전직 카지노 딜러도 꽤 있다. 딜러로 일을 할 때는 손님들이 한심해 보일 때도 있다. 어떻게 저렇게 무식하게 베팅을 할 수가 있지? 내가 한다면 스스로를 조절하며 합리적으로 베팅할 수 있을 텐데, 흔히 이런 생각을 한다. 그러고는 외국의 카지노에서 자신도 똑같은 양상으로 쪽박을 차는 경우가 많다.

전문가도 도박판에서 돈을 딸 수 없다는 사실은 이미 배웠다. 주식중독자들은 또 다른 특성이 있다. 어떤 도박중독자보다 공부를 열심히 한다. 분석 노트를 보면 입이 쩍 벌어질 정도다. 10년 동안의 한국 주식시장 변화 그래프를 머리에 다 넣고 있다. 어차피 소용없는 일이다. 전문 지식도 있고, 그렇게 공부를 열심히 하고 분석도 했는데 왜 돈을 잃었는지 결과를 생각해보면 알지 않는가? 그런데 이 주식중독자들의 생각은 다르다. 지금의 실패는 언젠가 큰돈을 따기 위한 하나의 과정이라고 믿고 합리화한다.

"아니, 그렇게 연구하고, 공부하고, 분석까지 완벽했는데 왜 돈을 잃었어요?"

이런 질문에 보통 두 가지 반응을 보인다.

"선생님, 지금 생각해 보니까 제가 마지막에 절제를 못한 것 같습니다. 마지막에 자제력을 잃는 바람에 이렇게 되었으니 다음에는 충분히 자제력만 발휘하면 될 것 같습니다."

이 말이 믿어지는가? 절제하고 자제력을 발휘하면 돈은 딸 수 있다면 나는 벌써 부자가 되지 않았을까? 나는 엄청 조절력도 강하고 절제를 잘하는 사람인데. 안타깝지만 이미 조절력을 잃은 사람이 다시 도박 상황에서 조절력을 얻기를 기대하는 것은 어리석은 일이다. 설혹 조절력과 자제력을 얻는다 하더라도 돈을 따는 것과는 전혀 무관하다는 사실은 이미 알고 있으시리라.

다른 반응도 비슷하다. 지난번에는 이러이러해서 실패했으니 이번에는 전혀 다른 방식으로 도전해 보겠다는 강력한 의지를 보인다. 실패할 때마다 수도 없이 반복되는 똑같은 이야기다.

코로나19 바이러스 사태 이후 주식시장은 더 변동이 많을 것 같다. 최근 선물투자로 하루에 4억 손실을 본 사람이 상담 신청을 해왔다. 하루에 4억이라, 이러니 주식시장이 가장 큰 도박판이라고 해도 틀린 말은 아닌 것 같다.

비트코인, 사다리, 파워볼
그리고 사설 FX마진거래

최근에 문제가 되고 있는 다른 형태의 트레이딩 중독이 또 있다. 바로 코인이다. 코인을 가상화폐라고도 부르지만, 정확하게는 암호화폐라고 부르는 게 맞다. 암호화폐는 비트코인을 비롯해 다양한 종류의 알트코인이 있다. 주식, 선물, 옵션 등이 투자 수단으로 오랫동안 자본 시장에 존재했지만, 최근 몇 년 전부터 블록체인 기술이 탄생하고 이와 관련된 암호화폐가 등장하면서 일종의 디지털 화폐인 다양한 코인이 거래되고 있다. 문제는 많은 사람들이 도박에 베팅을 하듯 코인 매매를 통해 대박을 노리다가 큰 피해를 입고 병원을 찾고 있다는 사실이다.

주식보다 더 위험할 수 있는 코인은 어떤 특징이 있는가? 주식은 주식회사의 기본적인 가치(자산 등)가 계산이 되어 나름대로 주가가 추종하는 경향이 있지만, 비트코인 등 여러 코인들은 기본적인 가치 계산이 불가능하고 순전히 수요와 공급에 따라 매매가 이루어지므로 변동성이 매우 크다. 또한 주식시장은 개장 시간이 정해져 있지만, 코인 시장은 24시간 열려 있어 밤잠을 설치며 한순간도 놓칠 수가 없도록 만든다.

게다가 국내 주식시장은 주가의 상한가와 하한가가 있어 제한 폭을 두는 데 비해, 코인은 제한선이 없어 엄청난 파도를 타게 된다. 100원 하던 것이 갑자기 200원, 300원이 되어 두세 배 정도 금방 올라가는 것을 보면 아드레날린과 도파민이 뿜어져 나오게 되면서 흥분할 수밖에 없다.

결국 올라갈지 내려갈지를 맞히는 게임처럼 되는데, 한 번에 큰돈을 벌고자 하다가 반대로 잦은 매매로 빈털터리가 되어 심각한 문제가 발생하는 경우가 많다. 어찌 보면 홀짝과 같은 단순한 형태인데, 그래프도 그려보고 분석도 하면서 베팅을 해보지만 의미가 없다. 결국 큰돈을 날리는 결과를 초래하는 경우가 많다. 대부분 젊은 사람들이 코인 거래를 많이 하기 때문에 더 큰 문제가 될 수 있다.

젊은 나이에 시작하는 또 다른 형태의 도박이 있다. 소위 사다리 게임이다. 홀짝을 맞히는 게임인데 사람들이 몇 번 맞히다 보면 베팅액이 커지고 잦은 매매를 통해 역시 큰 손해를 보고 끝나는 경우가 많다. 한 번 게임하는 데 5분이면 끝나 빨리 결과를 볼 수 있는 게임이다. 5분노 길어 3분짜리 게임도 나왔다. 3분 동안 뇌 속에서 행복 회로를 돌리면서 엄청난 스릴을 경험한다. 100% 확률 게임인데도 패턴을 분석하고 맞히면 으쓱해지는 모양이 바카라나 주식 매매의 위험성을 혼합한 것처럼 느끼게 한다. 특히 스마트폰을 사용하여 24시간 소액으로 접근할 수 있어서 중고등학생들이 열광한다니 기가 찰 노릇이다.

파워볼과 사설 FX마진 거래도 신종 도박 중 하나다. 복권처럼 숫자를 알아맞히는 파워볼과 두 개의 다른 화폐를 동시에 사고팔면서 환차익을 노리는 FX마진 거래도 사설로 운영하면서 불법화한 신종 도박이다.

이들 신종 도박의 경우 최근에 20, 30대뿐 아니라 짧은 시간에 고수익을 꿈꾸는 중년층도 SNS나 인터넷카페 등에 올라온 합법을 가장한 광고에 속아 시작하게 된 후 중독에 빠져드는 경우가 늘고 있어 사회 문제가 되고 있다. 앞으로 또 어떤 희한한 사행성 게임이 등장하여 사람들을 유혹할지 우려된다.

10대도 위험하다

설마 학생들이? 그런 생각을 할지 모르지만 실태를 알면 정말 기절할 노릇이다. 불과 몇 년 사이에 중고등학생을 비롯한 10대들의 도박이 놀라울 정도로 늘고 있다. 한국도박문제관리센터가 분석한 2020년 상반기 상담 실적을 보면 10대의 비율이 전년 대비 52%나 증가했다고 한다.

고등학교 교실로 한번 들어가보자. 점심시간 삼삼오오 모여 앉아 환호성을 지른다. 휴대폰으로 불법도박 사이트에 베팅하고 있는 상황. 결과에 따라 환호와 탄식이 교차한다. 예외적인 경우라고 생각할지 모르지만 천만의 말씀, 놀랍게도 흔하디흔한 모습이다. 이런 친구들이 소위 '인싸'가 되는 현실이다. 문제는 청소년의 도박은 전염성이 너무 강하다는 것이다. 소위 말하는 '수퍼전파자' 한 명이 수십 명에게 영향을 미치는 구조다. 이러니 순식간에 많은 학생들이 아무런 의식도 없이 불법

도박 사이트에 접속하게 된다.

더 놀라운 사실은 교실 내에 도박 브로커가 존재한다는 것이다. 친구들 사이에 돈을 빌려주고 소위 고리대금업을 하는 부류들이 생겨나고 있다. 수입이 꽤나 쏠쏠하니 한 번 맛을 들이면 청소년들이 이 달콤한 유혹을 이기기 어려울 것 같다. 당연히 빚진 친구는 협박, 공갈의 대상이 되기도 하고 학교 폭력의 대상이 되기도 한다. 계속 끌려 다니다 보면 빚을 갚을 다른 대안이 없으니 본의 아니게 2차 범죄로 빠져 들어갈 수밖에 없는 심각한 구조다.

최근 큰 사회적 문제가 되고 있는 n번방이 도박과 연관이 있다는 사실을 아는가? 그게 무슨 연관이 있는지 잘 모르실 것 같다. 그러나 놀랍게도 성착취물 사이트의 수입 중 일부는 바로 불법도박 사이트와의 연계를 통해 이루어진다. n번방 유료 회원 중 10대가 많다는 사실에 경악한 사람이 많다. 이 어린 친구들이 그토록 가학적인 성착취물에 열광한다는 말인가? 엄청난 돈을 지불하고 들어갈 만큼 열광한다는 사실에 충격을 받았으리라. 물론 그런 측면도 있겠지만 배너로 연결된 불법도박 사이트가 10대들을 유혹했을 가능성도 상당히 높다. 성착취물이 불법도박으로 들어가는 관문 역할을 하는 것이다.

10대 남성들을 유인하는 미끼가 성착취물이 될 수도 있고 불법도박 사이트에 들어가면 처음에는 공짜 돈도 얻을 수 있다. 그저 심심풀이 호기심으로 들어가지만 한 번 빠지면 결국 마수에서 빠져 나오기가 너무나 어렵다.

10대들이 성인에 비해 도박에서 빠져나올 가능성이 더 낮다는 보고도 있다. 도박상담전화 서비스를 받은 10대가 2015년도에 비해 2019년에 6배나 증가했다고 한다. 그런데 일정 기간 후 도박을 중단하고 있는 비율은 40대가 52%인 반면, 10대는 고작 23%다. 이게 무엇을 의미하겠는가? 어릴수록 조절력이 떨어진다고 생각할 수도 있지만 그만큼 빠져나올 방법도 모르고 대안도 없다는 뜻일 수도 있다.

그렇다면 우리 사회는 이들을 위해 무엇을 해야 하는가? 당연히 예방 교육이 최우선이다. 하지만 학교에서 도박중독 예방교육을 받았다는 학생은 4명 중 1명꼴, 나머지는 도박의 무서움에 대해 전혀 교육을 받은 적이 없다는 보고다.

예방교육의 질도 문제다. 그저 도박중독이 뭔지, 왜 나쁜지 알려주는 교육은 큰 의미가 없다. 이제 좀 더 현실적이고 실제적인 교육 프로그램, 학교 내 중독의 실태를 인정하고 거기에 맞는 제대로 된 예방과 치유 프로그램이 도입되어야 할 것 같다. 다행히 한국도박문제관리센터에서 청소년을 위한 예방교육과 상담 서비스를 강화하고 있고, 예방 치유 프로그램을 위해 노력하고 있다니 기대해 보도록 하자.

예방 교육과 더불어 중요한 것은 10대들의 범죄행위 속에 숨겨진 도박문제를 조기에 발견하고 도움을 주는 일이다. 최근 〈한겨레〉 신문 특집 기사에 실린 한국형사정책연구원 승재현 위원의 인터뷰를 참고할 필요가 있다. 그는 10대들의 행동 변화를 유심히 관찰할 필요가 있다고 말한다.

- 갑자기 용돈을 급하게 요구하는 경우
- 집에서 돈을 훔치는 행위
- 금전 갈취나 학교 폭력
- 자전거를 비롯한 물품 도둑질 등

이런 겉으로 드러난 청소년 범죄의 이면에 도박이 숨어 있을 가능성이 높다는 주장이다. 일리가 있는 말이다.

예방과 교육도 중요하고 치료도 중요하지만 청소년 도박을 예방하기 위한 가장 현명한 방법은 휴대폰을 통한 불법도박을 원천적으로 차단하는 것이다. 저자들은 이것이 가장 확실한 방법이라고 믿는다. 거의 대부분의 청소년 도박은 휴내폰을 통해 이루어지는 것이 현실이기 때문이다.

청소년기에 도박에 빠진 아이들이 성인이 된다면 무슨 일이 벌어지겠는가? 생각만 해도 끔찍한 일이다. 이제 단순히 10대들의 도박을 그저 일부의 문제로 치부하여 내버려두어서는 결코 안 된다. 언젠가 우리 사회가 치르게 될 대가가 너무나 클 것이기 때문이다.

내리막길은 고속도로다

주식이나 도박으로 1년에 1억 원을 잃었다면 한 달에 1,000만 원 정도의 손실이 있었을 것으로 생각하기 쉽지만 대부분 그렇지 않다. 잃고 따기를 반복하다가 마지막 한 달에 1억 원을 잃고 오는 것이다.

잃고 따기를 반복하는 과정, 즉 도박 연구 분야의 선구자인 커스터 박사가 말한 도박의 과정 중 '승리의 단계'에 있는 사람들은 자신에게는 아무런 문제가 없다고 믿는다. 조절 도박을 주장하는 사람들의 주장도 비슷하다.

그러나 중독자의 경우 결말은 이미 정해져 있다. 도박은 승리의 단계를 거쳐 손실 단계와 절망의 단계로 이어진다. 앞서 배운 대로 열 번 중 아홉 번을 조절할 수 있다고, 지금은 손실을 보지 않고 잃고 따기를 반복하고 있다고 자신할 이유가 없다. 중독 상태라면 이미 당신은 조절력을 상실했다는 사실을 받아들이는 것이 현명한 방법이다. 마지막 순간, 모든 것이 날아가기 때문이다.

올라가는 길은 멀고도 험한 비포장길이지만 내리막길은 고속도로다. 도박이나 주식이나 마찬가지다. 수익도 보고 손해도 보지만 큰 손실이 아니니 자신은 문제가 없다고 믿는다. 과거의 경험을 생각해 보시라. 오르막과 내리막이 얼마나 큰 차이가 있었는지를. 지금 선방하고 있다고 자신할 이유가 하나도 없다. 열 번을 이겨도 마지막 한 순간 나락으로 떨어진 경험이 수도 없이 많지 않은가.

병적인 낙관주의

중독자의 가족들이 제일 답답해하는 것이 있다. 아니, 답답함을 넘어 울분을 토한다. 큰 사고가 터지면 온 가족이 난리가 난다. 꽁꽁 숨기던 빚 문제가 더 이상 해결책이 없으면 자연히 수면 위로 떠오른다. 울고불고 온 가족이 난리다. 도대체 이 일을 어떻게 해결한다는 말인가? 몇 날 며칠을 뜬눈으로 새우는데 멀쩡한 인간이 한 명 있다. 바로 사고를 친 도박중독자 그 자신이다.

"선생님, 이게 말이 됩니까? 온 가족이 난리도 아닌데 혼자 코를 골고 자고 있지 뭡니까? 아니, 도대체 이 인간은 뭘 믿고 저렇게 태평이지요?"

가족들의 흔한 하소연이다.

"아니, 고민한다고 될 것도 아닌데 뭐. 어떻게 되겠지. 너무 걱정하지 마."

이 소리를 들으면 더 분통이 터진다.

대부분의 도박중독자들이 병적인 낙관주의 성향이 있다. 물론 이건 진정한 낙관주의와는 거리가 먼 것이지만 말이다. 때로는 상식적으로 도저히 이해가 되지 않을 정도로 도박의 결과에 대해서만은 낙관적이다. 하긴 낙관적이 아니면 어찌 도박에 빠지겠는가? 요즘 흔히 말하는 '근자감(근거 없는 자신감)'이다. 모든 재산 다 날리고 집도 없는 신세지만 가족들에게 큰소리를 친다. 진료실에서도 똑같다. 걱정 마시란다. 이번엔 확실하다고.

무슨 근거로 그런 이야기를 하는지 이야기를 나누어보면 물론 아무런 근거도 없다. 분석하는 도박, 특히 주식중독자들이 이런 경향이 더욱 강한 것 같다.

우울해야 희망이 생긴다

앞서 배운 병적인 낙관주의와 연관이 있는데 도박중독자들은 보통 심각성이 부족하다. 그런데 치료를 하다 보면 표정이 평소 전혀 그렇지 않던 사람이 어둡고 우울해 보일 때가 있다.

"박 군, 무슨 일 있어요? 지난주에는 표정도 밝고 발표도 잘하더니 오늘은 어째 침울해 보이네요."

"그냥 답답해서요. 며칠 전에 자기 전에 이렇게 누워 있는데 갑자기 눈물이 났어요. 한심하다는 생각도 들고. 이 나이까지 뭐하고 살았는지, 졸업도 못했고, 취직도 못했고, 자격증도 없고, 정말 앞으로는 어떻게 살아야 할지 그저 막막하기만 합니다. 여기서 치료받고 도박을 끊으면 기분도 좋아지고 행복해질 줄 알았는데 더 힘듭니다. 그런 생각을 하면 이상하게 점점 더 우울해지고 스스로가 한심하다는 생각밖에 안 듭니다."

평소 밝고 에너지가 넘치던 박 군이 의기소침해 있는 모습이 의외다. 치료를 받으며 더 우울해졌다니 치료자도 고민이다. 어떻게 반응을 해야 할까?

"최 선생님이 조언을 좀 해주시지요. 인생 선배로서."

"글쎄요, 저도 비슷한 경험을 하기 때문에 별로 해줄 말은 없는데요."

"그래요? 최 선생님도 앞날 일을 생각하면 답답하고 우울해요?"

"당연하지요. 걱정이 되어서 잠이 안 옵니다."

"다들 비슷한 마음일 것 같네요. 그런데 박 군, 몇 살이지요? 28살? 앞으로 나와봐요. 도박 문제가 없는 평범한 28살 청년은 보통 무슨 걱정을 할지 한번 적어봐요."

'학교 걱정, 취직 걱정, 결혼 걱정, 장래 걱정.'

"박 군이 조금 전에 했던 걱정하고 거의 비슷하네요. 나는 박 군이 우울하다고 해서 너무 기쁩니다."

이건 또 무슨 황당한 소리인가?

"박 군이 이제 또래 청년들이 하는 보통의 걱정을 하기 시작했네요.

안 그래요? 박 군, 도박장 가 있을 때 이런 걱정 했어요? 당연히 안 했지. 그때야 돈 구할 걱정, 돈 딸 궁리만 했지요? 이제 박 군이 현실로 돌아와 진짜 해야 할 걱정을 하기 시작했으니 이제 정상적인 청년으로 돌아올 것 같은데요?"

그 나이에 진짜 해야 할 걱정, 이걸 피하기 위해 도박에만 빠져 있었던 것은 아닐까? 이제 제자리로 돌아와 현실의 걱정을 하기 시작했으니 당연히 치료자로서는 반가워해야 할 일이다.

"나는 박 군이 지금보다 더 우울했으면 좋겠어요. 현실을 생각해봐요. 진짜 우울하지 않아요? 그게 너무나 정상이에요."

박 군의 표정이 다소 풀리기 시작한다. 물론 진짜 우울증이 동반된 중독자에게 이런 접근을 하면 안 된다. 도박중독은 우울증을 비롯한 동반 질환이 많다. 진짜 우울하면 치료의 동기도 생기지 않고 예후에도 부정적인 영향을 미치니 당연히 치료적인 접근을 해야 한다. 그러나 치료 중 발생하는 일시적 우울감에 대해서는 지금처럼 좀 다른 접근을 하는 것도 한 가지 방법이다. 물론 이런 전법은 그 사람의 상태를 잘 이해한 후에 조심스럽게 구사해야 한다.

선택적 정보 선택

중독자들, 특히 경마, 경륜, 주식을 비롯한 분석이 필요한 도박을 하는 사람들은 당연히 정보를 중시한다. 이번에 들어온 정보는 믿을 만하고 확실하다고 생각한다. 수도 없이 당하고도 어떻게 또 저런 생각을 하는지, 가족들 입장에서는 황당하겠지만 이미 그 생각은 변화가 불가능할 정도로 고정되어 있다. 지나치게 낙관적인 성향과도 연관이 있는데 이들은 여러 정보 중에서 자신의 입맛에 맞는 것만 선택적으로 받아들이는 경향이 있다.

예를 들어 10가지 정보가 있다고 치자. 이 가운데 8기지는 부정적인 내용, 안 될 것이라는 내용이라고 하자. 그런데 2가지는 뭔가 잘될 것 같다는 긍정적인 내용이다. 그런 경우 보통 사람이라면 당연히 안 될지도 모른다는 8가지 정보에 귀를 기울인다. 혹시 안 될 때 생길 심각한 결과를 예측하기 때문이다. 혹시 잘못되면 큰일이 생길 수도 있으니 당연히 부정적인 정보에 귀를 기울이고 조심하는 게 정상 아니겠는가?

그런데 중독자들은 다르다. 될지도 모른다는 2가지 정보에 귀가 번쩍 뜨인다. 8가지 부정적 정보는 무시하는지, 관심이 없는지 모르지만 아무튼 안중에 없다. 이러니 정보만 들어오면 이번에는 확실하다고 믿고 실수를 거듭하는 것이다.

돈을 빌릴 때도 중독자들은 비슷한 행동을 한다. 만약 돈 1,000만 원을 빌리는데 '한 달 후에 갚지 못하면 손가락을 하나 잘라야 한다'고 한다면 여러분은 돈을 빌리겠는가? 생각만 해도 끔찍하지 않은가? 손가락을 자르다니, 무슨 말도 안 되는 소리. 당연히 돈을 빌리지 않는다.

그런데 중독자들은 어떤가? 전혀 개의치 않고 선뜻 빌린다. 사채를 쓰면 앞으로 어떤 결과가 올지는 이미 모든 사람들이 다 알고 있는 내용이 아니겠는가? 그러나 중독자들은 부정적인 결과에 대해서는 전혀 신경 쓰지 않는다.

"이번에 따서 갚으면 되지요."

정말 간단하고 화끈하다. 잃을 경우에 발생하는 차후의 문제에 대해서는 전혀 신경 쓰지 않는 것이다. 중독자들은 결과를 예측하는 능력이 떨어진다. 잘못될 경우 발생할 온갖 부정적인 결과를 상상한다면 어찌 그런 도박을 계속할 수 있겠는가? 근거가 없는 병적 낙관주의가 지속적인 도박 행동의 한 가지 이유가 되는 것이다.

이런 행동이 뇌의 특정 부위의 기능 저하와 연관이 있다는 실험 결과도 있다. 도박중독이 뇌 기능의 이상과 연관이 있다는 보고는 많지만 그 가운데 재미있는 실험 한 가지만 살펴보자.

아이오와 도박과제Iowa gambling task 실험은 위험-보상 상황에서 사람이 어떤 결정을 내리는지를 보는 것이다. 두 개의 카드 묶음 중 하나를 선택하는 검사인데, 한쪽은 이길 때 조금밖에 못 따지만 계속하면 수익이 좀 나도록 되어 있고, 다른 한쪽은 승리하면 큰 보상이 주어지지만 계속하면 결국 손해를 보도록 만들어져 있다. 몇 번만 해보면 대체로 결과가 예측이 된다. 보통 사람들은 당연히 보상은 크지 않지만 결국 돈을 따는 곳을 선택하지만 도박꾼이 그럴 수야 없지, 잃더라도 한 방이 나오는 쪽을 선택하는 경향이 있다. 이는 뇌의 내측전전두엽의 기능 저하와 관계가 있는 것으로 알려져 있다.

어떤 도박이
중독성이 강할까?

사실 로또 이야기를 했지만 로또는 그리 중독성이 강한 도박은 아니다. 술로 치면 맥주와 같은 것이다. 알코올중독자 중 맥주에 중독되었다는 사람은 거의 찾아볼 수 없다. 도박중독자의 경우도 마찬가지다. 로또가 도박인 것은 분명하지만 심각하게 중독되어 돈을 탕진한 경우는 거의 없다. 로또가 처음 나왔을 때 매주 수백만 원씩 로또를 사서 클리닉을 찾은 경우는 있지만 드문 경우다.

그렇다고 로또는 문제가 없다고 말하는 것은 아니다. 가끔 재미로 몇 천 원씩 로또를 사는 재미까지 뺏고 싶은 생각은 없지만 다른 도박에 중독이 된 사람이거나, 애초에 중독 성향이 강한 사람이라면 피하는 것이 상책이다. 마리화나가 신체적 피해도 다른 마약에 비해 약하고 중독 현상이 심하지 않지만 다른 마약으로 들어가는 길목 역할을 한다는 측면에서 막는 이유와 비슷하다.

그럼 로또는 왜 중독성이 비교적 약한 것일까? 첫째는 기다려야 된다는 점이다. 도박꾼들에게는 아쉽겠지만 로또는 주 1회만 결과가 나온다. 도박은 즉각적인 반응이 오지 않으면 재미가 반감된다. 주말까지 기다리기, 이건 중독자들의 성에 차지 않는다. 그래서 약간이라도 중독 성향이 있는 사람들은 토요일 오후가 되어서야 로또를 사기 위해 복권방에 간다. 결과가 나오는 토요일 저녁까지 기다리는 시간을 잠시라도 줄이기 위해서다.

과거 주택복권은 중독성이 낮았지만, 즉석복권이 나와서 중독성을 확 키웠던 기억이 있다. 긁으면 그 자리에서 결과를 볼 수 있는 복권, 기다림의 지루함을 줄여주었던 기억이 떠오른다. 상대적으로 당첨될 가능성이 지극히 낮은 것도 중독성이 약한 이유 중 하나다. 814만분의 1, 거의 벼락 맞을 확률이다. 연구에 따르면 벼락 맞을 확률보다도 낮다고 하지만.

그런데도 로또에 열광하는 이유는 엄청난 반응 비용 response cost 덕분이다. 단돈 1만 원만 투자했는데 10억 원, 20억 원? 이건 상상을 초월하는 '가성비'다. 한 방이면 인생이 바뀔 수도 있다는 건 사실 엄청난 유혹이 아니겠는가? 반대로 말하면 반응 비용이 크면 중독성도 높아질 수 있다는 이야기다. 적은 노력으로 큰 보상이 주어진다면 당연히 열광할 수밖에. 가능성은 적지만.

왜 '바카라'인가?

'한국인은 먹지도, 자지도 않고 오직 바카라에만 매달린다.' 라스베이거스 카지노를 취재했던 어느 미국 기자가 쓴 기사다. 서구 사람들이 블랙잭이나 홀덤 같은 카드놀이에 집중하는 반면, 한국인은 '카지노' 하면 '바카라'다. 바카라는 두 장의 카드를 더한 수의 끝자리가 9에 가까운 쪽이 이기는 게임이다. 플레이어player와 뱅커banker로 구분하여 카드를 두 장씩 나눠 돌린다. 두 장의 숫자를 더해 끝자리가 큰 쪽이 이기고, 같을 경우에는 타이tie라고 하여 비긴다. 플레이어에 돈을 거는 경우는 1배를, 뱅커에 돈을 거는 경우에는 일반적으로 0.95배를 돌려받으며, 타이에 돈을 거는 경우에는 10배를 돌려받는다. 그냥 어느 쪽에 돈을 걸 건지만 결정하고 기다리기만 하면 된다. 자신이 할 역할은 별로 없다.

이 단순한 도박에 왜 열광하는 것일까? 일단 바카라는 하기가 쉽다. 배우는 데 시간이 걸리지도 않는다. 그냥 홀짝 놀이와 비슷하다. 머리를 쓸 필요도 없다. 얼마나 쉽고 간단하고 좋은가? 이게 중독성을 높여 주는 요인이다. 더 중요한 것은 빠른 스피드다. 일단 승부가 빨리 난다. 1분이면 한 판이 돈다. 승부가 빨리 나야 뇌에 보상 자극이 빨리빨리 주어진다.

고스톱 한 판을 치는 데 3시간이 걸린다고 가정해보자. 땀을 뻘뻘 흘려야 겨우 한 판이 돌아간다면 과연 고스톱을 칠 사람이 있을까? 돈을 따기 위해서는 당연히 쳐야 되지 않을까? 그러나 절대로 그런 힘든 과정을 감내하며 도박을 하지는 않는다. 쉽고 판이 빨리 돌아 보상이 빠른 도박이 중독성도 강하다. 그게 바카라다.

하우스의 황제, 바둑이

카지노의 황제가 '바카라'라면 하우스는 단연 '바둑이'다. 일명 '깜깜이'라고도 불리는 카드 도박이다. 지금은 전통적인 하우스가 줄고 거의 카지노 형태의 사설 도박장이 주를 이루고 있지만 도박중독클리닉의 운영을 시작하던 초기에는 하우스 도박이 주를 이루었고, 종목은 당연히 바둑이였다. 7장의 카드로 하는 전통적 카드 게임 '세븐'은 하우스에서는 별로 대접을 못 받았다. 시간이 오래 걸리기 때문이다. 일곱 장이나 받고 중간에 베팅을 하고, 이런 노력조차 도박꾼들은 귀찮다. 얼마나 머리가 좋은가? 연구에 연구를 거듭해서 만든 바둑이, 쉽게 말하면 4장으로 하는 카드 게임이라고 생각하면 된다. 빠른 승부, 큰돈이 왔다 갔다 하는 스릴로 중독성이 가장 높은 도박이다.

돈을
잃는 줄은 아는데

그렇게 돈을 잃는데도 어떻게 그렇게 열심히 도박장을 들락거리는 것일까? 중독자의 가족이나 도박에 별 취미가 없는 사람이라면 도저히 이해가 되지 않으리라. 분명히 돈을 잃는다는 사실을 체험을 통해서 이미 배우지 않았던가? 그런데도 왜?

도박에 빠지면 상식적인 생각, 합리적인 이성은 기대할 수 없다. 10여 년 전, 한동안 성인게임장이 한창 유행했던 시절이 있다. 컴퓨터처럼 개인 화면을 통해 세븐과 바둑이를 비롯한 다양한 카드 도박을 할 수 있는 곳이다. 한동안 사회 문제가 되자 뉴스에서 피해에 대해 엄청 보도가 나왔다.

재미있었던 것은 심층보도를 통해 왜 돈을 딸 수 없는지를 소상하게 보도했다는 사실이다. 놀랍게도 상대방과 운영자들은 어떤 프로그램을 이용해서 상대의 패를 모두 보고 베팅을 하고 있다는 사실이 밝혀졌다. 100전 100패일 수밖에 없다. 신문과 방송에서 연일 떠들었으니 실상을 알게 된 성인게임장 출입자들이 얼마나 열을 받았겠는가? 그동안 내가 잃었던 돈이 전부 사기도박으로 잃었던 것이 아닌가?

놀라지 마시라. 분명 텅텅 빌 것 같았던 게임장은 다음 날에도 도박꾼들로 북적이는 것이다. 혹 그 소식을 듣지 못한 사람들인가? 천만의 말씀, 모두 어제 그 뉴스를 본 사람들이다. 아니, 도대체 상식이 있다면 어찌 그럴 수가 있을까? 이게 도박이다.

"선생님, 저는 다릅니다. 보면 금방 알아요. 상대가 내 패를 보고 치는지 아닌지. 그러니 저는 절대로 속지 않습니다."

자신은 분명히 이 게임장에서 따본 경험이 있기 때문에 이곳은 절대 그럴 리가 없다고 믿기도 한다. 웃기지만 상식과 합리적인 판단을 무너뜨리는 것이 도박이다. 더 극단적인 경우는 상대가 보고 친다는 것도 알고, 돈을 잃는다는 사실도 안다. 그런데도 그 자리에 있다. 정말로 저 자들이 경험한 사람들이다.

"다 압니다. 근데 재미있잖아요."

이 한마디에는 치료자도 할 말이 없다.

미신적인 생각

돈을 잃는데도 반복적인 행동을 하는 이유 중 하나가 바로 미신적인 생각magical thinking 때문이다. 운동선수나 스포츠 감독들을 보면 이 미신적인 생각에 따라 행동을 하는 경우가 많다. 수염을 깎지 않고 경기에 나갔는데 우연히 이기면 다음 경기에도 또 수염을 기르고 나간다.

경기 당일 날은 속옷을 갈아입지 않는 등 별별 재미있는 이야기가 기사에 나온다.

우리의 일상 속에서도 이런 미신적인 생각과 행동이 의외로 많이 숨어 있다. 우연히 길을 가다가 7자를 보면 그날 좋은 일이 일어난다거나, 돼지꿈을 꾸면 돈이 들어온다, 까마귀가 울면 재수가 없다 등등. 운동선수의 경우 사실로 믿어서 그렇게 한다기보다는 일종의 승리의 부적, 수호신과 같은 역할을 한다. 이 정도면 그냥 애교로 봐줄 수도 있다. 그리 힘든 일도 아니고, 누군가에게 피해를 주는 일도 아니니 문제가 될 것도 없다.

도박중독자들의 미신적 행동은 문제가 있다. 이게 도박을 지속하게 하는 힘으로 작용하기 때문이다. 실제로 믿고, 아니 믿는 정도를 떠나 확신을 가지고 베팅을 하다가 바닥으로 떨어지는 경우가 있기 때문이다.

행동주의 심리학의 대가였던 스키너B. F. Skinner는 행동은 보상과 처벌을 통해 학습될 수 있다는 이론을 확립한 사람이다. 미신적인 생각과 관련해 재미있는 비둘기 실험을 했는데 여기서는 일반인이 이해하기 쉽게 단순화시켜 설명해 보기로 한다.

먹이통 앞에 비둘기가 서 있다. 배가 고프고 먹이를 먹고 싶은데 먹이가 나오지 않는다. 이때 우연히 왼쪽 날개를 흔들었는데 먹이통에서 먹이가 툭 떨어진다. 비둘기는 무슨 생각을 할까? 당연히 왼쪽 날개를 흔들면 먹이가 나온다고 믿는다. 그러나 한 번으로는 확실하지 않다. 조금 이따가 또 배가 고프다고 치자. 비둘기는 어떤 행동을 할까? 당연히 왼쪽 날개를 흔들어야 한다. 이때 먹이를 던져주면 비둘기는 확신을 가지게 된다. 왼쪽 날개를 흔들면 먹이가 나오는구나. 배가 고프면 같은 행동을 반복하게 된다.

만약 비둘기가 날갯짓을 계속해도 먹이를 주지 않으면 어떻게 될까? 열 번, 스무 번을 흔들어도 계속 먹이를 주지 않는다면? 당연히 비둘기도 알게 된다. 날갯짓을 해도 먹이가 나오지 않는다는 사실을. 배가 고파도 당연히 더 이상 날개를 흔들지 않는다. 이를 '소거extinction 현상' 이라고 한다.

그런데 만약 소거 현상이 일어나기 직전에 먹이를 던져주면 어떻게 될까? 열 번을 흔들어도 먹이가 안 나오면 '아, 이게 아닌가?' 의심이 든다. 그래도 혹시 모르니 한두 번쯤은 더 해본다. 그래도 안 나와서 그 행동을 멈출 때쯤 와락 두 개의 먹이를 던져주면 어떤 일이 벌어질까? '어, 이건 뭐지? 아닌 것 같긴 한데 맞는 건가?' 비둘기의 뇌 속에서는 혼란이 오기 시작한다. 소거가 일어날 만하면 던져주고, '아니겠구나', 행동을 멈출 만하면 또 던져준다. 소거가 일어날 수가 없다. 이게 도박장에서 흔히 일어나는 일이다.

집을 날리고 집단치료에 참여했던 경마중독자의 경험담이다.

"선생님, 정말 신기한 경험이었습니다. 마감이 임박했다는 장내 아나운서의 안내 방송이 끝나는 순간 왼쪽 허벅지 안쪽에 찌릿한 느낌이 들지 않겠습니까? 정말이지 평생 한 번도 느껴보지 못한 이상한 감각이었어요. 그러고는 베팅을 했는데 놀랍게도 엄청난 대박이 터진 것 아닙니까? 진짜 펄 듯이 기뻤지요. 그동안 잃은 돈을 다 만회해 주겠다는 하늘의 계시가 아닐까? 물론 그때는 웃음이 났는데 다음 경주에 저도 모르게 그 찌릿한 감각을 기다리고 있더라고요. 몇 번 기다리고 또 기다렸는데 진짜 마감 직전 또 그 감각이 올라오는 겁니다. 왔구나, 큰 베팅을 했지요. 놀랍게도 그때도 대박이 터졌어요. 그 이후에도 확신을 가지고 계속 그 느낌을 따라 베팅했는데 결국 이 모양 이 꼴이 되었네요. 지금 생각해 보니까 제가 비둘기가 했던 행동을 똑같이 따라 한 거네요."

참석했던 사람들 모두 다 박장대소하고 웃었던 기억이 난다. 좀 극단적인 경우지만 도박중독자들이 자신만의 징크스에 따라 비합리적 베팅을 하고 결국 돈을 다 잃게 되는 경우를 흔하게 본다.

예측 가능한 정기적인 승리는 중독자의 뇌에 자극이 되지 않는다. 세 판마다 반드시 승리하게 되어 있는 도박이 있다면 누가 하겠는가? 이미 다 예측이 되는데. 얼 편을 계속 지기도 하고(소거 현상이 일어나지 않을 정도로), 몇 판을 계속 따기도 해야 된다. 일정한 보상을 주는 것도 재미가 없다. 2개가 나오기도 하도, 전혀 예측하지 못한 상황에서 10개가 나오기도 해야 한다. 그래야 자극이 커지고 중독성이 강해지는 것이다.

좋은 것만 기억하기, 큰 승리

도박꾼이라면 누구에게나 한 방 크게 딴 기억이 있다. 당신이 가장 큰 돈을 땄던 기억을 떠올려보시라. 무용담을 들어보면 정말 생생하다. 마치 전쟁 영웅 같은 수준이다. 몇 번 말이 앞서가다가 기수가 채찍을 어떻게 휘둘렀는데 어쩌고저쩌고. 정말이지 어떻게 그리도 생생하게 기억할 수 있는지 궁금할 것이다. 물론 대부분은 좀 과장된 것이지만.

작년 8월 27일 오후, 어디서 무엇을 했는가? 혹 기억이 나는가? 그날이 생일이거나 특별한 날이 아니었다면 당연히 기억이 나지 않을 것이다. 평범한 일상이었으니까. 만약 그날 로또에 당첨되었다면 기억이 날까? 아마도 번호 순서까지도 기억이 나지 않을까? 만약 그날 경마에서 대박이 났다면? 당연히 생생한 기억으로 떠오를 것이다.

일상적인 기억은 뇌에서 사라질 가능성이 많지만 감정이 동반되는 기억은 오래 남는다. 어릴 때 큰 교통사고를 당했다면, 강도를 만난 적이 있다면, 집에 불이 난 적이 있다면? 그날을 어떻게 잊겠는가? 시간이 흘러도 생생하게 기억에 남아 있다. 이를 '감정 기억'이라고 한다. 부신에서 '아드레날린'이라는 물질이 나오고 이 물질이 스트레스 호르몬과 함께 작용하여 뇌에서 기억을 강화시키는 것이다.

도박중독자의 뇌에서도 똑같은 일이 벌어진다. 그때의 생생한 기억들, 아드레날린이 올라가면 맥박이 빨라지고 스릴이 넘치던 그 순간이 감정기억으로 남게 되는 것이다. 물론 큰돈을 잃은 부정적인 순간을 기억하는 사람도 많지만 중독자의 뇌에는 꼭 대박의 순간, '큰 승리big win'가 자리 잡고 있다.

잃은 돈　100만 원 × 10회 = 1000만 원
딴 돈　　500만 원 ×　1회 =　500만 원
―――――――――――――――――――――
결과　　－500만 원

100만 원을 열 번 잃으면 얼마인가? 1,000만 원이다. 그러고 나서 500만 원을 한 번 따면 결과는? 당연히 500만 원 손실이다. 뇌에는 어떤 경험이 남아 있을까? 소소하게 잃은 것은 기억에도 없다. 크게 한 방 맞은 500만 원의 기억만 있다. 늘 돈을 잃고도 왕년에 땄던 영웅담을 이야기하는 중독자의 행동을 이해할 수 있으리라. 이런 '큰 승리'가 도박을 지속하게 되는 중요한 계기가 된다.

이혼하고 받은 위자료를 다 날리고 엄청난 빚을 지고 찾아왔던 50대의 여성. 어떻게 경마에 몰입하게 되었는지, 그 스토리가 참 흥미롭다. 심심하던 차에 친구를 따라 우연히 들른 경마장, 사람들이 뭔가를 들고 왔다 갔다 하는 것이 보인다. 생전 경마장 구경도 하지 않았으니 뭔지 도통 알 수가 없다. 옆에 있던 친구가 한번 해보라고 하는데 아무 생각도 없이 그냥 자신이 좋아하는 번호 두 개를 골랐는데 대박이다. 엄청난 배당에 입이 쩍 벌어지더란다. 그냥 아무 생각 없이 아무 번호나 찍었는데 이게 들어와? 물론 이런 일은 확률적으로 거의 벌어지기 힘들다. 아무튼 이 한 번의 경험은 그녀의 인생을 바꾸어 놓았다.

"선생님, 세상에 이렇게 돈 벌기 쉬운 일이 있나, 이런 생각이 들지 뭐예요? 이혼하고 애들 키우면서 돈 번다고 고생 고생했는데, 아니 번호만 두 개 맞히면 돈을 버는데 이게 뭐가 힘들어요? 그냥 찍어도 맞았는데 연구하면 더 딸 수 있겠다, 이런 생각이 들대요."

그다음 주말 그녀가 어디에 있었는지는 짐작하시기 바란다. 수억 원의 빚을 지기까지 그리 오랜 시간이 걸리지도 않았다.

거의 이기기 직전의 기억들

머릿속에 감정기억으로 남은 대박의 기억도 문제지만 아슬아슬하게 실패한 기억도 중독자를 애타게 만든다. 거의 이길 뻔한 기억들, 'near miss'라고 한다. 도박을 해본 사람이라면 누구나 경험이 있다. 거의 맞힐 뻔한 경험들. 복권을 샀는데 한 개의 번호도 맞지 않으면 쉽게 포기한다. 그런데 애매하게 두세 개의 번호는 맞는다. 아예 안 맞으면 재미가 없는데 꼭 몇 개는 맞으니 문제다. 조금만 더 하면 꼭 될 것 같은 느낌이다. 확률적으로 보면 로또 번호를 3개 맞히는 것과 6개 맞히는 것은 하늘과 땅 차이다. 지난번에 3개를 맞혔으니 조금만 더하면 6개를 맞힐 것 같지만 아무런 상관이 없다.

스포츠 경기의 승패를 14경기 모두 맞힌 사람이 있다. 2등을 해서 몇 천만 원은 벌었지만 얼마나 아쉬웠겠는가? 한 경기만 더 맞혔으면 수억 원을 벌고 한 방에 만회할 수 있었는데. 마지막 경기만을 남겨두고 설레던 그 순간을 잊을 수가 없다. 그건 마치 승리했을 때와 똑같은 자극으로 남아 있다. 다음에 그가 도박판을 빠져나올 수 있을까?

특히 분석하는 도박을 하는 사람들이 이런 경향이 큰 것 같다. 경기가 끝나고 나면 늘 하는 소리가 있다.

"내가 3번 말이 들어올 줄 알았는데, 그걸 찍으려고 했는데."

아쉬움에 한숨을 쉬지만 이건 경기가 끝나고야 하는 소리다. 결과를 알면 누가 못 맞히겠는가?

학교 때 시험을 치고 나서 문제풀이를 해본 경험들이 모두 있다. 답을 알고 나면 문제가 정말 쉽다. 틀린 문제를 보면 전부 내가 아는 문제다. 다시 풀면 당연히 맞을 것 같다. 문제는 다음 시험에서도 똑같은 일이 벌어지는 것이다.

이런 잘못된 생각과 믿음들이 도박을 지속하게 되는 요인으로 작용하는 것이다. 이제는 생각을 바꿀 때가 된 것이 아닐까?

앞서 설명한 도박중독자들이 흔히 하는 잘못된 생각들을 정리해보면 아래의 표와 같다.

종류	내용	당신은?
미신적인 생각 (착각적 상관)	자신에게 행운을 주는 사건이나 물건을 믿는 일 혹은 우연히 일어난 일을 마치 돈을 따거나 잃은 사건의 맥락과 상관이 있는 것으로 믿는 것 예) 특정 물건을 소지하거나 어떤 행동을 하면 딴다.	
통제감의 착각	자신의 기술, 경험, 분석이 도박의 결과에 어떻게든 영향을 줄 수 있다고 믿는 것	
무선성의 오류	확률에 대한 잘못된 이해	
선택적 기억 오류	손해 본 도박은 무시하고, 땄던 것을 더 잘 기억함	
친숙성의 오류	스포츠 도박처럼 익숙하거나 연습을 하면 결과에 영향을 미칠 수 있다고 믿음	
시간의 오류	그동안 잃었으니 딸 때가 됐다고 생각함	
해석의 오류	돈을 땄을 때는 자신의 분석 방법이 맞았다고 생각하고, 돈을 잃었을 때는 운이 나빠서 혹은 짜고 쳐서 잃은 것으로 생각	
매몰비용 효과	지금까지 베팅한 돈이나 시간이 아까워서 발을 빼지 못한 채 계속해서 잘못된 의사결정을 함	

2주 요약

도박이 무서운 이유는 돈을 잃기 때문이 아니다.
도박에 빠진 뇌는 작은 자극에 반응하지 않는다. 결국 일상의 행복이 사라진다.

도박은 돈의 문제가 아니다.
즉각적인 보상이 중독의 핵심이다.

도박으로 돈을 못 따는 이유를 정확히 이해하라.
당신에게는 미래를 예측하는 능력이 없다는 사실을 명심하라.

도박은 시간과의 싸움이다.
기술이나 운은 소용없다. 오래 앉아 있으면 무조건 진다.

주식을 도박화하지 말라.
주식중독자의 자기 과신은 쪽박의 지름길임을 명심하라.

10대도 위험하다.
일부의 문제로 무시한다면 우리 사회가 치르게 될 대가가 클 것이다.

— 숙제 —

- 이번 시간 배운 것을 복습하기
- 빚에 대해서 적어오기
    - 남아 있는 빚에 대해 구체적으로 적어오기(비용, 대상, 이자, 기간 등)
    - 과거의 빚은 누가, 어떻게 해결했는지 적어오기

예) 재무 현황 _____년 ___월 ___일

일시	금융기관명	대출액	이자	상환 방법	비고
2019년 5월	카드론	10,000,000원	17.5%	부모님이 상환해주심	
2019년 8월	○○저축은행	20,000,000원	9.5%	부모님이 상환해주심	
2019년 9월	소상공인부금	10,000,000원	3.4%	부모님이 상환해주심	
2019년 10월	카드론	8,000,000원	13.5%	민수에게 빌림	
2019년 10월	어머니 카드론	4,500,000원	모름	부모님이 상환해주심	
2019년 11월	민수	1,300,000원		부모님이 상환해주심	
2019년 11월	○○머니	10,000,000원	21%	따서 일부 갚음	
총계					

세 번째 시간

도박을 끊어야 하는 이유

도박 치료의 이유

이번 시간에는 도박에 대한 장단점을 비교해보고 왜 도박을 끊어야 하는지 생각해보자. 그리고 지난주 숙제인 빚에 대한 문제, 재정적인 문제에 대해 이야기를 나눌 예정이다.

중독의 장단점에 대하여 이야기할 때 대부분의 치료 책자에는 보통 4가지 경우의 수를 만든다.

도박을 했을 때의 긍정적인 측면	도박을 했을 때의 부정적인 측면
도박을 끊었을 때의 긍정적인 측면	도박을 끊었을 때의 부정적인 측면

여기에 각각 의견을 달고 토론을 하게 된다. 이런 방법은 보통 서구의 치료 방식에서 따온 것이다. 그런데 실제로 이렇게 해보면 너무 복잡

하다. 안 그래도 머리가 복잡한 중독자를 이런 복잡한 방식으로 고문할 필요는 없을 것 같다. 그래서 저자들은 단순화해서 사용한다.

| 도박을 끊어서 좋은 점 | 도박을 했을 때 좋은 점 |

결론은 간단하다. 도박을 끊어서 좋은 점이 더 많아야 도박을 끊을 의미가 있다. 도박을 끊어서 좋은 점이 더 적다면 치료의 이유가 없기 때문이다.

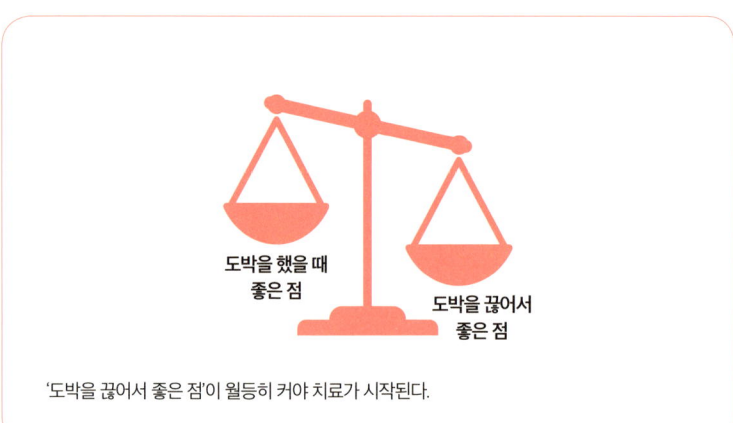

'도박을 끊어서 좋은 점'이 월등히 커야 치료가 시작된다.

도박에서 벗어나서 좋은 점

칠판에 '도박을 끊어서 좋은 점, 도박을 했을 때 좋은 점'이라고 적어놓고 참가자들에게 질문을 던진다.

"어느 쪽이든 좋으니 생각나는 대로 불러보세요. 도박을 했을 때 좋았던 점부터 먼저 해볼까요?"

여러 가지 이야기들이 나온다. "시간이 잘 간다", "재미있다", "살아 있는 느낌이 든다", "가끔 돈도 딴다", "만사를 잊을 수 있다" 등. 일단 생각나는 대로 다 적고 나면 도박을 안 할 때의 장점에 대해 생각해본다.

도박을 안 하면, 도박을 끊으면 어떤 좋은 점이 있을까? 중독자들은 어떤 대답을 많이 할지 짐작이 되는가? "돈을 안 잃으니까 좋다", "시간이 많이 남는다", "평소 도박 때문에 하지 못했던 여러 가지를 할 수 있다", "아내가 잔소리 안 해서 좋다", "애들이 좋아한다" 등 온갖 답이 나온다.

그런데 놀랍게도 집단에서 늘 1등을 차지하는 답이 있다.

"거짓말 안 해도 되어서 좋다."

모두들 웃으면서 동의하는 내용이다. 바꾸어 말하면 그동안 거짓말 한다고 얼마나 힘들었다는 말이겠는가? 꼬리에 꼬리를 물고 가는 거짓말, 사실 그때의 중독자 심정이 어떨지 짐작이 간다.

아래의 표에 도박을 했을 때와 끊었을 때 어떤 점이 좋았는지 적어 보자.

도박을 끊어서 좋은 점	도박을 했을 때 좋은 점

아내의 얼굴을 그릴 수 있는가?

"장 선생님, 앞으로 나와서 아내의 얼굴을 한번 그려보세요."
이게 무슨 소리인지 의아해한다.
"그림을 잘 못 그리는데요."
"괜찮아요. 그냥 떠오르는 대로 아내 얼굴을 그려보세요."
칠판에 대충 아내의 얼굴을 그린다.

"장 선생님, 내가 왜 아내의 얼굴을 그려보라고 했는지 아시겠어요?"

"글쎄요, 잘 모르겠는데요."

"도박중독자는 아내의 얼굴을 그릴 수가 없어요."

이게 무슨 뜻이겠는가? 맨날 도박에만 빠져 아내의 얼굴을 본 기억이 가물가물하다는 뜻일까? 물론 그런 의미도 있다. 그러나 중독자가 아내의 얼굴을 그리지 못하는 더 큰 이유가 있다. 아내의 얼굴을 똑바로 쳐다본 적이 없기 때문이다. 바로 '죄책감' 때문이다.

"장 선생님, 돈 1,000만 원을 잃고 새벽 3시에 집에 들어간다고 생각해봐요. 기분이 어떨까요?"

"죽을 지경이지요. 한숨밖에 더 나오겠습니까?"

"만약 문을 열고 들어가는 순간, 아내가 눈 똑바로 뜨고 기다린다고 생각해봐요. 어떨까요?"

"아이고 선생님, 생각만 해도 오싹합니다."

두 사람을 불러내서 역할극을 시켜보면 실감나게 재미있다.

"김 선생님, 장 선생님, 두 분 나와서 한번 해봐요. 장 선생님은 아내라고 치고, 자 이제 새벽 3시에 들어갑니다."

결과는 뻔하다. 결국 한바탕 심하게 싸움을 벌이고 방으로 들어간다. 그런데 상황이 묘하다. 분명 집에 들어갈 때는 약간이지만 미안한 마음을 가지고 들어갔는데 한바탕 싸움을 하고 나면 오히려 마음이 편안해지는 경우가 많다. 이건 또 이유가 뭘까?

좀 극단적인 경우를 가정해보자. 돈을 잃고 새벽 3시에 몰래 들어가는데 아내가 따뜻한 미소로 맞으며 "오늘 수고가 많았지요?" 이런 말을 던진다고 생각해 보시라. 어떤 기분일 것 같은가? 이건 욕을 먹을 때보다 더 오싹할지도 모른다. 오히려 아내가 눈을 부라리고 싸움을 걸어와야 마음이 더 편하다. 죄책감이 사라지기 때문이다. 한바탕하고 나야 다음 날 또 도박장 갈 핑곗거리가 생긴다. '집구석에 들어가도 반기는 사람도 없고, 재미도 없고' 그래야 죄책감을 버리고 당당하게 또 도박장을 찾을 수 있는 것이다.

모든 남자들이 다 그런 것은 아니지만 남자들은 미안하면 화를 낸다. 특히 도박중독자는 더하다. 미안하면 미안하다고 말하면 되는데 이건 진짜 쉽지 않은 일이다. 자신이 일을 저질러놓고 오히려 화를 낸다. 자신을 방어하는 가장 강력한 무기가 화를 내고 싸움을 만드는 것이라는 것을 체험으로 배웠기 때문이다.

이제 도박을 끊기로 했다면, 도박을 끊고 있다면, 죄책감에서 어느 정도 자유로워질 수 있다. 이제는 과거의 행동 방식에서 벗어나야 한다는 사실을 명심하시라.

신뢰,
도박으로 잃은 것

"김 선생님, 처가에 언제 가봤어요?"

"지난 추석에 다녀왔는데요."

"처가 식구들은 김 선생님 도박 문제에 대해 다 알고 있어요? 처가에 갔을 때 기분은 괜찮았어요?"

마음이 편했을 리가 없다.

아내의 얼굴을 그려보라는 것은 큰 상징적인 의미가 있다. 도박을 끊었을 때 가장 좋은 점 가운데 하나는 이제 당당하게 아내의 얼굴을 쳐다볼 수 있다는 것이다. 그만큼 중독자의 마음속 깊이 자리 잡고 있던 뿌리 깊은 죄책감에서 이제 벗어나는 출발점에 서게 되는 것이다.

도박으로 잃는 것은 돈만이 아니다. 돈도 돈이지만 가장 중요한 '인간에 대한 기본적인 신뢰'를 잃게 된다. 도박은 가족은 물론이고 스스로에 대한 신뢰마저 무너뜨린다. 도박을 끊으면 가장 좋은 점은 거짓말을 안 해도 되어서 좋다는 것과 아내의 얼굴을 그릴 수 있어서 좋다는 것이다. 이제 죄책감에서 벗어나 스스로와 가족에 대한 신뢰를 회복할 수 있는 준비가 된 셈이다.

물론 이 신뢰의 회복에는 엄청난 시간이 걸린다. 결코 서둘 필요는 없다. 도박을 끊고 나면 늘 가족과 싸우게 되는 중요한 이유가 있다. 안타깝지만 가족들은 늘 중독자를 감시하고 테스트하게 된다. 중독자들은 명심해야 한다. 이건 가족들이 보이는 정상적인 태도다.

"제가 석 달이나 도박 안 하고 잘 지냈는데 아직도 아내가 조금만 늦어도 의심합니다. 억울하기도 하고 화도 나고 그러네요."

쓸데없는 소리 하지 마시라. 아직 갈 길이 멀다. 이제 겨우 석 달? 당신의 아내와 가족들이 얼마나 긴 시간을 고통 속에서 보냈는지를 안다면 그런 소리 하면 안 된다. 아내의 병, 가족의 병은 생각보다 더 깊다. 신뢰를 회복하는 데는 엄청난 시간과 노력이 필요하다. 무너지는 데는 하루면 되지만.

어찌 되었건 도박을 끊으면 좋은 점이 도박을 할 때 좋았던 점보다 월등히 커야 치료가 시작된다.

빚에 대한 의논

빚 문제, 이것이 사실 가장 어려운 부분이기도 하다. 당장 현실적인 문제다. 가끔은 별로 답이 없어 보일 때도 있다. 그래도 너무 걱정하지 마시라. 아무런 해결책이 보이지 않는 것 같지만 길은 다 있는 법이다.

우선 빚 문제에 대해 의논하기 전에 예전에 빚은 어떻게 했는지, 누가 갚았는지 이야기를 들어보자.

"김 선생님, 지금 남은 빚은 얼마지요?"

"한 2억 정도 됩니다."

"그래요? 그럼 그동안 누가 빚을 갚아준 적도 있지요?"

"예, 어머니가 좀 도와주시고, 나머지는 집사람이 어떻게 해결을 했습니다."

"어머니와 아내가 도와준 것이 처음이던가요?"

"아니요, 몇 번 되는 것 같습니다."

모든 도박중독자가 비슷한 경험을 가지고 있다. 어머니, 아내, 형님, 심지어 장인, 장모까지 등장한다. 그것도 한두 번이 아니다. 놀랍게도 빚에 대한 가족과 주변 사람들의 이런 태도가 도박을 지속하게 되는 중요한 요인이 된다. GA에 가면 흔히들 이런 말을 한다.

"도박중독자에게 빚을 갚아주는 것은 마약중독자에게 마약을 주는 것과 같다."

중독자의 요구에 시달리다 보면 결국 갚아주게 된다. 이게 마지막이라고 말하면서. 마치 마약중독자에게 마약을 주면서 이런 이야기를 하는 것과 같다.

"이번이 마지막이야. 이것만 하고 꼭 끊어야 돼."

결과에 대해
스스로 책임지기

잘 생각해보자. 도박은 자신이 했는데 그 결과에 대해선 가족이 책임을 진다. 세상에 이보다 편한 방법이 어디 있는가? 결과에 대해 책임질 필요가 없다면 내가 왜 그 행동을 멈추어야 하는가? 빚에 대한 첫 번째 원칙은 '결과에 대해 스스로 책임지기'다.

40대 남자가 도박 문제로 외래를 처음 방문했다. 누가 같이 오는지에 따라 이미 예후가 결정되어 있는 경우가 많다. 결혼을 한 사람이라면 누가 따라와야 정상이겠는가? 당연히 아내다. 그런데 누가 따라왔을까? 짐작해 보시기 바란다. '엄마'다. 어머니도 아니고 '엄마'. 무슨 의미인지 짐작이 되는가?

"어떻게 오셨어요?"

이 질문이 떨어지면 아들이 대답할 틈도 주지 않고 엄마가 끼어든다.

"고개 들어라. 고개 들고 똑바로 말씀드려라."

"어머니, 잠깐만 계세요. 제가 이 사람 말을 다 듣고 시간을 드릴게요."

잠시 조용해진다.

"도박 때문에 오셨네요. 무슨 도박을 많이 했어요?"

당연히 대답은 어머니의 몫이다.

"다 말씀드려라. 하나도 빼지 말고 다 말씀드려."

"어머니, 가만히 계세요. 걱정하시는 건 알겠는데 본인 이야기 좀 들어봅시다."

잠깐 뒤로 물러나는 것 같지만 작전상의 후퇴일 뿐, 결코 물러설 기색이 아니다. 질문마다 엄마가 끼어들어 대답한다.

"어머니, 걱정이 많이 되시지요? 근데 이 아들이 몇 살이에요?"

치료자가 무슨 의도로 이런 질문을 하는지 알아차리는 경우도 있지만 이게 무슨 뜻인지 전혀 모르는 경우도 많다. 이쯤 되면 치료자도 슬슬 짜증이 나기 시작하는데 아들의 심정은 어떨까? 한숨만 쉬고 땅만 쳐다보고 있다. 어쩔 수 없이 끌려왔지만 자신도 얼마나 답답하겠는가?

면담이 끝날 무렵이면 치료자가 한마디 툭 던져본다.

"김 선생님은 앞으로도 도박을 계속해도 될 것 같습니다."

뒤에 있는 엄마가 까무러친다.

"선생님, 무슨 그런 소리를 하세요? 지금 온 가족이 다 죽게 생겼는데 도박을 끊게 도와주셔야지, 계속해도 된다니 무슨 말씀이세요?"

치료자가 왜 그런 말을 던지는지 이해하겠는가? 이유는 간단하다. 앞으로도 문제가 생기면 당연히 엄마가 갚아줄 것이기 때문이다. '끝없이 간섭을 한다'는 말은 '끝없이 해결해준다'는 뜻이다. 빚 때문에 아들이 직장을 잃게 된다면? 빚 때문에 이혼을 하게 된다면? 좀 더 극단적으로 빚을 갚지 못할 경우 감옥에 간다면? 이 엄마의 태도가 어떨 것 같은가? 물어볼 필요도 없지 않겠는가?

아들은 이미 다 알고 있다. 문제가 생기면 엄마가 다 갚아줄 거라는 사실을. 그동안 체험을 통해서 배웠기 때문이다. 짜증은 나지만 억지로 끌려와서 고개를 숙이고 있는 이유가 다 있는 것이다. 그게 가장 간단한 해결책이기 때문이다.

좀 극단적인 경우지만 가끔 신장을 팔겠다고 나선 아들을 말려서 끌고 오는 경우가 있다. 멀쩡한 아들이 신장을 팔겠다는데 가만히 있을 부모가 어디 있겠는가? 한참 면담을 마치고 나면 치료자가 심각한 표정으로 한마디 한다.

"어머니, 다른 방법이 없으니 이번에는 말리지 말고 신장을 팔도록 하는 것이 좋을 것 같습니다."

어머니도 놀라고 환자도 놀란다. 물론 진짜 신장을 팔라는 소리는 아니다. 그런 각오가 되어 있지 않으면 치료받으러 올 필요가 없다는 뜻이다. 도박중독이란 게 치료하기가 얼마나 어려운지는 이미 잘 아실 것이다. 이 정도의 태도가 갖추어져 있지 않다면 치료가 별 의미가 없다는 것을 알려주는 것이다. 쉽게 말하면, 목숨 걸고 치료하겠다면 같이 한번 치료에 도전해 보자고 하는 소리다.

빚에 대한 태도, 1계명은 '결과에 대해 스스로 책임지기'다.

빚을
짊어지고 살자

빚에 대한 태도, 2계명은 '빚을 짊어지고 살자'다. 빨리 해결되면 빨리 재발한다. 모든 중독자들은 한 방에 만사가 해결되기를 바란다. 빚도 마찬가지, 깔끔하게 다 해결되고 나면 얼마나 마음이 가벼울까? 새로운 마음으로 새 출발을 하면 좋을 것 같지만 그런 경우는 거의 없다. 이미 가족들도 경험을 통해 배웠을 것 같다.

나름 제법 큰 식당을 운영하는 박 선생님. 도박 외에는 흠잡을 데가 없는 사람이다. 성실하게 일해서 돈도 벌고 작지만 건물도 한 채 있다. 수억을 잃고 빚을 졌으니 당연히 건물을 팔아 깔끔하게 해결할 생각이다. 근데 소개를 받고 찾아간 GA의 협심자들이 자신들의 경험을 나누며 말리는 것이 아닌가?

"박 선생님, 절대로 한꺼번에 갚지 마세요. 곧 후회할 겁니다. 그냥 빚을 짊어지고 사세요. 지금은 힘들겠지만 나중에 무슨 뜻인지 알게 될 겁니다."

당시에는 도무지 이해할 수 없었지만 지나고 생각해보니 정말로 가슴에 와 닿는 말이다.

"선생님, 제가 그때 건물을 팔아서 빚을 갚았으면 또 했을 것 같습니다. 빚을 나누어 갚고 이자를 내면서 매달 눈물을 흘립니다. 그렇게 새벽부터 나가서 일해서 번 돈으로 빚을 갚으면서 매달 결심을 한답니다. 지금 생각하니 빚을 짊어지고 살아서 그래도 여기까지 온 것 같습니다."

빨리 해결되면 빨리 재발한다. '빚을 짊어지고 살기', 이것이 빚에 대한 태도, 2계명임을 명심하기 바란다.

꼬리를 남겨두지 말라

치료 전 약속을 다시 떠올려보자. 두 번째가 무엇이었는지 기억나는가? 바로 '거짓말하지 않기'다. 빚에 대한 거짓말은 심각한 후유증을 남긴다.

"김 선생님, 빚이 얼마 남았어요?"

"1억입니다."

가족들은 이 말을 그대로 믿으면 안 된다. 절대로 1억이 남은 것이 아니다. 도박중독자를 보면서 처음에 가장 이해하기 어려웠던 부분이 바로 이것이다.

큰일이 벌어지면 온 가족이 모여 회의를 한다. 여러 과정을 겪지만 결국 마지막에 가족들이 한 번만 더 속아준다. 모든 빚을 전부 다 해결해주는 것으로 의논 끝.

하나도 빠짐없이 다 말하라고 하면 9,500만 원이라고 말한다. 깔끔하게 정리하고 나면 잠시 표정이 편안해지고 열심히 사는 것처럼 보인다. 그런데 한두 달 지나면 뭔가 낌새가 이상하다. 표정도 어둡고 말도 줄고 행동도 심상치 않다. 또 가족들이 모여서 회의를 하면 남아 있는 빚이 나온다. 400만 원. 아니, 이걸 어떻게 이해해야 할 것인가? 분명히 다 갚아준다고 했는데 왜 400만 원을 남겨놓았지? 큰돈이라면 오히려 이해가 간다. 빚이 1억인데 5천만 원이라고 말하면 그래도 심정이 이해가 된다. 그래도 일말의 양심은 있어서 가족들이 충격을 받을까봐 줄여서 말했나 하는 생각도 든다. 그런데 큰돈도 아니고 400만 원이라니.

400만 원까지 다 해결해주고 다짐을 받는다. "이제 절대 더 이상은 없지?" 다짐에 또 다짐을 받지만 결과는 예상대로다. 2주 후 또 나온다. 이번엔 더 기가 막힌다. 100만 원.

물론 다 갚았지만 또 도박을 해서 빚이 생긴 것일 수도 있다. 그러나 놀랍게도 대부분의 도박중독자들은 다 갚아준다고 해도 빚의 꼬리를 남겨둔다. 아주 소액이다. 이건 자기도 모르게 도박중독자들이 늘 하는 행동이다.

"김 선생님, 다 갚아준다는데 사실대로 다 말하지 왜 조금만 남겨놓았어요?"

"큰돈만 갚아주면 그 돈은 얼마든지 제가 갚을 수 있을 거라고 생각했지요."

주로 이런 대답이다. 그럼 100만 원은 또 뭘까?

"그건 빚이 아니고 그냥 친구들한테 조금씩 빌린 거라 천천히 갚으면 될 것 같아서 말 안 했지요."

이 대답이 믿어지는가? 물론 중독자들은 스스로도 왜 그런 행동을 하는지 전혀 이해하지 못하고 반복적인 행동을 한다.

이건 도박과의 연결고리를 남겨두려는 중독자들의 의식적, 무의식적 행동이다. 오랜 기간 도박에 빠져 있었던 중독자들은 도박과의 관계가 완전히 단절되면 엄청난 심리적 불안이 일어난다. 이 불안을 잠재우는 방법이 약하지만 연결고리를 남겨두는 것이다. 문제는 이게 다시 도박을 하는 중요한 계기가 된다는 것이다. 재발을 하고 나서 물으면 대답은 한결같다. 그 돈을 갚기 위해서라고.

주식과는 인연을 완전히 끊었다는 주식중독자가 계정을 남겨두는 것, 언젠가는 우연히(사실 우연은 아니지만) 다시 주식을 접하는 계기가 된다. 좀 재미있게 설명하자면 이런 것과 같다. 10년 동안 엄청나게 멋진 애인과 사귀었다고 치자. 사정이 생겨 이별을 했으면 당연히 전화번호도 지우지 않을까? 다 정리했다고 생각하지만 놀랍게도 그 번호를 오랜 기간 간직하는 사람이 많다. 술만 마시면 무슨 일이 벌어질지는 짐작하시리라.

그동안 빚 문제에 대해 자신이 했던 행동을 한번 돌아보기 바란다. 이제 완벽하게 인연을 끊을 시간이다. 만 원짜리 한 장도 모두 공개해야 한다. 이런저런 핑계를 달 필요도 없다. 자신도 모르게 꼬리를 남겨두고 있다면 이게 재발의 신호, 도박을 다시 하겠다는 강력한 신호라는 것을 받아들이기 바란다.

가족들은 이 말만 기억하면 된다. 어느 GA 협심자 어머니의 하소연이다.

"선생님, 그게 마지막인 줄 알았는데 겨우 시작이었습니다."

28번이나 빚을 갚아주고(실제로 모두 기록해서 오셨다) 결국 자신마저도 빚에 허덕이게 된 어머니의 절규다.

이제 본격적으로 빚 문제에 대해 의논해보자. 빚을 해결하기 위해서는 일단 상황 파악을 정확히 해야 한다. 일단 모든 것을 끄집어내어 보자. 사실 중독자 본인도 빚이 어디에 얼마가 있는지 정확하게 모르는 경우도 많다. 하도 이곳저곳에서 빌리다 보면 충분히 그럴 수도 있을 것 같다. 이번 기회에 전부 적어보는 것이 좋다. 아주 구체적으로 세밀하게. 대출 액수, 대출 기관, 이자, 상환일, 상환 방법, 연체가 되었으면 얼마나 지났는지, 연체 이율과 이자는 얼마인지 구체적으로 다 적어야 한다. 제1금융권과 제2금융권, 사채를 따로 구분하고 친구나 지인에게 빌린 것도 따로 정리해보면 좋다.

일단 현황을 파악해야 그다음 대책이 생긴다. 그런 다음에 할 일은 우리 집의 전 재산은 뭔지, 동산과 부동산을 합쳐 가용할 수 있는 자원은 뭔지, 월수입은 구체적으로 얼마인지, 이 중에 꼭 필요한 생활비는 얼마인지 상세히 적어본다.

우선순위 정하기

일단 배우자와 함께해보는 것이 좋다. 수입과 지출을 전부 따져보고 어느 것부터 먼저 갚아야 할지도 정해야 한다. 높은 이율이 있다면 어떻게 줄여 나갈지도 같이 의논해 보시라. 여기서도 원칙이 있다.

'생활비가 우선이다.'

생계에 필수적인 돈. 물론 아껴서 지출을 최소화해야 하겠지만, 이건 최우선 순위가 되어야 한다. 이게 불가능할 정도의 상황이라면 다른 대안을 마련해야 한다. 세상에는 우리가 잘 알지 못하는 다양한 방법이 있다. 안 되면 신용불량에 들어가라. 겁낼 것 없다. 신용불량이 된다고 회사에서 쫓겨나지 않는다. 월급을 차압당하면 어떤가? 최소 50%는 생활비로 보장받는다. 삶이 달라질 게 별로 없다. 물론 여러 가지 제한도 있고 어려움이 따르는 것이 사실이지만 그 정도는 감수해야 한다. 그 정도의 아픔을 감내하지 않으면 해결책이 없다.

더 극단적으로는 파산도 고려해야 한다. 법적인 절차야 까다롭지만 해당이 되는 경우도 있다. 솔직히 이 부분은 저자들보다 더 전문가인 분들이 많다. 일단 필요하다면 법적인 자문과 재정적인 자문을 해보는 것이 좋다. 무료로 얼마든지 상담을 받을 수 있는 기관들이 있다. 구체적으로 빚을 갚는 방법이나 재정에 대한 상담은 그들이 전문이니 당연히 전문가의 도움을 받기 바란다. 도움 받을 수 있는 기관들의 이름은 이 책 뒷부분에 있는 부록을 참고하시기 바란다.

GA 협심자들도 이 분야의 고수다. 해결할 수 없는 빚 문제로 고민한다면 재정적, 법적 전문가의 도움과 함께 GA에 참여해서 경험자들에게 자문하시라. 물론 처음부터 선뜻 도움을 주지는 않는다. 충분히 신뢰가 생기고 회복의 의지가 있다고 믿으면 그들은 내 일처럼 나서서 도와준다. 현실적으로는 가끔 그들의 조언이 실제적인 도움이 되는 경우가 많다. 사채를 빌린 경우 사채업자의 전화를 받는 방법부터 실로 다양한 노하우를 배울 수 있다.

재정적인 문제를 다 적고 우선순위도 파악했다면 어떻게 빚을 갚을지도 의논해야 한다. 치료적인 접근 가운데 '문제해결 기술'이라는 것이 있다. 어떤 방법이 있는지 모두 적어보는 것이다. 예를 들어 빚을 갚기 위한 모든 방법을 다 적어보는 것이다. 이 방법이 가능할까 생각하거나 고민할 필요 없다. 그냥 다 적어보는 것이다. 예를 들면 1,000만 원이 필요하다면 가능한 방법을 다 적어보는 것이다. 말이 안 되는 방법까지.

- 회사에 이야기해서 가불하기
- 퇴직금 정산하기
- 친구에게 부탁하기
- 부모님께 손 벌리기
- 생활비 아끼기

- 자동차 팔기
- 집에 있는 물건 내다 팔기
- 일 마치고 야간 대리운전 하기

온갖 방법이 있지 않겠는가? 다 적었으면 이 중에서 도저히 안 되는 것, 가장 비현실적인 것을 골라 하나씩 지우기 시작한다. 실현 가능한 방법이 몇 개 남을 때까지 지워나간다. 그리고 몇 개가 남으면 현실적으로 얼마나 가능할지 그 가능성을 따져서 점수를 매겨본다.

예를 들면 자동차 팔기는 70점, 퇴직금 정산하기는 60점, 대리운전은 80점, 이런 식으로 점수를 배정하고 가장 높은 것부터 실천하기 위해 노력하는 방식이다. 물론 남아 있는 대안이 많지는 않겠지만 그래도 한 번쯤 적어보면 도움이 된다.

좋지 않은 직업들

일을 구할 수만 있다면 찬밥, 더운밥 가릴 처지는 아니지만 그래도 일을 구할 때는 도박에 좋지 않은 직업도 있다는 사실을 알면 좋겠다. 혹시 경마장 앞을 가본 적이 있는가? 어떤 차들이 주차장을 가득 메우고 있는지 보시기 바란다. 개인택시도 많고 작은 화물 용달도 많다. 물론 기사 분들이 다 도박꾼이라는 말은 아니다. 직업적으로 볼 때 스스로 시간을 조절하기 쉽고 현금을 만지는 직업이 도박에는 좋지 않다는 이야기를 하는 것이다. 실제로 그런 직업일수록 유혹이 많다.

이미 도박중독에 빠졌던 사람들의 경우, 시간과 돈을 스스로 조절할 수 있는 직업은 별로 권할 바가 못 된다. 행여 어쩔 수 없이 그런 직업을 가진 경우라면 꼭 가족이 함께 시간과 돈을 관리하도록 하는 것이 현명하다.

마음의 빚 갚기

급한 상황에 처한 도박중독자들은 빚 문제가 최우선이라고 생각하기 쉽다. 이것만 해결되면 다른 것은 별문제가 없을 것이라고 여긴다. 그러나 빚 문제는 도박중독의 작은 부분일 뿐이다.

"선생님, 지나고 보니까 가장 어려울 거라 생각했던 돈 문제가 제일 빨리 해결되더라고요. 또 돈 문제만 해결되면 만사가 다 해결될 줄 알았는데 그건 또 아니더라고요."

도박에서 회복되고 오랜 기간 일상 복귀를 위해 노력하던 중독자의 고백이다.

사실 갚아야 할 것은 돈 말고도 많다. 극단적으로 말하자면 돈이야 안 갚으면 그만이지만 도박으로 인해 상처 받았던 가족들, 어머니, 아내, 아이들의 상처는 무엇으로 해결하고 어떻게 치료해줄 것인가?

돈 문제와 함께 마음의 빚, 즉 정서적 빚 갚기 훈련을 지금부터 시작해야 한다.

"정 선생님의 도박으로 인해서 제일 큰 상처를 받은 사람은 누군가요?"

이런 질문을 던지면 각자 떠오르는 사람들 이야기를 한다. 미혼인 경우는 당연히 어머니를 떠올리는 경우가 많고, 결혼한 경우 대부분 아내 또는 아이들의 얼굴을 떠올린다. 이야기를 쭉 나누다보면 드라마 같은 스토리들이 나온다. 자신으로 인해 가족들이 얼마나 아파했는지 이야기를 나누다 보면 분위기가 숙연해진다.

"지금부터는 눈을 감고 나로 인해 가장 아파했던 사람의 얼굴을 떠올려 봅시다. 그냥 아무 생각도 하지 말고 그 사람의 얼굴만 떠올려 보세요. 어떤 표정인가요? 내가 도박에 빠져 있을 때 그 사람은 어떤 심정이었을까요? 느껴지나요?"

눈을 감고 조용한 분위기에서 치료자가 계속 이야기를 한다. 상대의 마음을 느낄 수 있도록 일종의 최면과 같은 주문을 들려준다. 2-3분쯤 지나면 놀랍게도 한두 사람의 우는 소리가 들리기 시작한다. 심지어는 어떤 집단에서는 거의 통곡에 가까운 울음을 터트리는 사람도 있었다. 인간의 감정은 전염성이 있는 법. 몇 분이 지나고 눈을 뜨라고 하면 대부분 눈가가 촉촉하다.

"김 선생님은 누가 떠올랐어요? 왜 그 사람이 떠올라요? 뭘 하고 있던가요? 어떤 표정으로요?"

"울고 있는 아내의 얼굴이 떠오릅니다. 너무 슬픈 표정이네요."

이런저런 이야기를 나눈 후 또 질문을 던져본다.

"그럼 김 선생님은 아내한테는 어떻게 빚을 갚을 거요?"

돈은 갚으면서 왜 마음의 빚은 갚을 생각도 하지 않았던가? 내가 상처 준 사람들에게 마음의 빚을 갚는 것은 돈을 갚는 것보다 더 중요한 일이 아니겠는가?

"지금부터 숙제를 낼게요. 방금 얼굴을 떠올린 사람에게 이번 한 주 동안 마음의 빚을 갚는 훈련을 하고 오세요. 아주 쉽고, 아주 간단하고, 정말 실천할 수 있는 작은 목표를 세웁시다. 예를 들면 '아내에게 낮에 전화 한 통 하기' 그런 것도 좋고 '이번 주에 설거지 한 번 해주기' 뭐든 좋아요. 아내가 좋아할 만하고 내가 쉽게 할 수 있는 것 한 가지만 골라서 숙제하는 셈치고 한번 해봅시다. 지금 다들 정해봅시다."

각자 하고 싶은 숙제, 어렵지 않고 꼭 할 수 있는 숙제 한 가지를 고른다.

"반드시 실천하고 다음 주에 상대가 어떤 반응을 보였는지, 그때 내 마음이 어땠는지 한번 이야기를 나누어 봅시다."

"강 선생님은 혹시 가족 말고 또 미안한 사람은 없어요? 아주 친한 친구에게 돈을 빌려서 갚지 못했다거나."

"친구가 한 명 있는데요. 큰돈은 아니지만 200만 원을 빌려서 아직 못 갚고 있습니다. 사실 그 친구는 제가 도박을 하는 줄 모르고 빌려준 건데…. 도박에 빠지기 전까지는 제가 나름 신용도 있고, 또 그 친구는 어릴 때부터 친한 친구라 돈 부탁을 하니까 물어보지도 않고 주더라고요. 사실 그 친구도 넉넉한 편이 아닌데…. 한 1년이 지났는데 못 갚고 있으니까 마음이 좀 무겁네요."

"강 선생님, 그 친구한테 도박했다고 고백하면 어떨까요?"

"글쎄요, 좀 부담이 되기는 하는데요. 아직은 저도 마음의 준비가 안 되어서 쉽지 않겠지만 한번 시도는 해보겠습니다."

"도박하기 위해서 돈을 빌렸다고 고백하는 것은 마음의 빚을 갚는 훈련도 되지만 또 다른 치료적인 의미가 있어요. 바로 돈줄을 차단하는 거예요. 그 친구한테 또 돈을 빌려달라고 하면 더 이상 빌려주겠어요? 일석이조, 얼마나 좋아요? 한번 용기를 내봅시다."

마음의 빚을 갚는 훈련, 물론 이런 것 몇 번 한다고 달라지는 것은 없다. 그러나 이런 지속적인 노력은 회복 단계에서 엄청난 힘을 발휘한다. GA 12단계 회복 프로그램에도 비슷한 내용이 있다.

회복을 위한 12단계 중 제8단계

우리는 피해를 준 사람들의 명단을 모두 작성하여 그들에게 기꺼이 보상할 용의가 있습니다.

당연한 것 아닌가? 돈을 갚는 것보다, 상처 준 사람들에게 마음의 빚을 갚아나가는 것이 더 중요하고 더 우선순위가 되어야 하는 것 아니겠는가?

3주 요약

당신은 아내의 얼굴을 그릴 수 있는가?
도박으로 잃은 것은 돈만이 아니다. 가장 중요한 '인간에 대한 신뢰'를 잃게 된다.

빚에 대한 분명한 원칙을 이해하라.
당신이 한 행동에 대해 당신이 스스로 책임지면 된다.

빚을 짊어지고 살아라.
서둘지 말라. 빨리 해결되면 빨리 재발한다.

빚의 꼬리를 남겨두지 말라.
도박을 계속하는 핑계이자 재발의 가장 큰 이유가 된다.

전문가의 도움을 받아라.
재정적인 문제, 법적인 문제는 그 분야 전문가에게 자문하는 것이 현명하다.

마음의 빚도 갚아라.
돈을 갚는 것보다 상처 준 사람들에게 마음의 빚을 갚는 것이 먼저다.

숙제

- 이번 시간 배운 것을 복습하기
- 과거 재발 상황에 대해 구체적으로 적어보기
    - 도박을 끊고 얼마 후 재발했는지
    - 스스로 생각하는 재발의 이유는 무엇인지
    - 재발 후 어떻게 되었는지 등

네 번째 시간

급성기 최고의 전략, 36계 전법

고위험 상황 피하기

네 번째 시간은 긴급 상황에서 사용할 수 있는 36계 전법과 그 밖에 유용한 대처법에 대해 의논하는 시간이다.

우선 지난 시간 숙제부터 점검해보자.

"강 선생님, 숙제했어요? 친구에게는 도박했다고 고백했어요?"

"도저히 전화는 못하겠더라고요. 그래서 메일을 보냈는데 답장이 왔습니다."

"뭐라고 보냈는데 뭐라고 답이 왔어요?"

"그냥 솔직하게 다 이야기했습니다. 욕을 해도 할 수 없고, 인연을 끊자고 하면 할 수 없지 하는 심정으로요. 자존심도 엄청 상하지만 아직 돈을 갚을 형편이 안 된다는 이야기도 쓰고요. 여기서 치료받고 있다는 말도 했습니다. 그런데 친구가 놀라운 답장을 보냈네요."

다들 궁금해한다. 도대체 어떤 답장이 왔을까? 이야기를 이어가는 강 선생의 표정이 좀 숙연해지고 눈가에 눈물이 맺힐 것 같다.

"제가 생각했던 반응과는 반대였어요. 친구가 고맙다고, 그런 이야기를 지금이라도 솔직하게 이야기해 주니 우리는 진정한 친구라고, 돈은 천천히 갚아도 되니 치료나 열심히 받으라고 답을 했네요."

조금이나마 마음의 짐을 줄이고 희망이 생기는 순간이다. 다른 사람들도 '마음의 빚 갚기'를 어떻게 했는지, 그때 상대의 반응은 어땠는지 이야기를 나눈다.

"최 선생님은 숙제가 뭐였어요?"

"설거지 한 번 하기였는데요. 사실 여러 번 했습니다."

"아니, 평소에도 집안일을 잘 도왔어요?"

"아이고, 그럴 리가 있나요? 저녁 먹고 아무 말도 하지 않고 설거지를 하니까 아내가 이상한 눈으로 쳐다보더라고요. 그래서 숙제하는 거라고 하니까 씩 웃네요. 그러고는 뒤에 와서 조용히 안아주는데 눈물이 그렇게 납디다. 마음도 좀 이상해지고요. 그래서 가끔 시간 될 때마다 제가 설거지하겠다고 선언을 했지요."

물론 이 훈련은 끝이 아니고 이제 시작이다. 매주 좀 더 어려운 숙제를 만들고 시행하도록 노력해야 한다. 아마 평생토록 해야 할 일인지도 모르겠다. 어차피 다 갚을 수는 없겠지만.

그럼 이제 본격적으로 오늘의 주제로 들어가보자. 중독 치료 프로그램에는 대부분 '고위험 상황 피하기'라는 주제가 들어 있다. 도박의 유혹에 대한 자기주장 훈련도 포함된다. 살다 보면 당연히 유혹의 순간이 오고, 이때 어떻게 그 상황에 대처할 것인가에 대해 훈련하는 것이다.

술꾼을 예로 들어보자. 굳은 결심으로 술을 끊고 있는데 꼭 참석해야 하는 술 모임에 갔다고 치자. 당연히 주변에서 한잔 권하지 않겠는가? 이때 어떻게 단호히 대처해야 하는지 평소에 익히고 준비하고 있어야 이런 유혹에서 탈출할 수 있다는 뜻이다.

하지만 저자들은 서구의 사회기술 훈련이나 고위험 상황 피하기 훈련이 우리의 현실과는 다소 거리가 있다는 생각을 한다. 그대로 적용하면 실생활에서 큰 도움이 되지 않는 것 같다. 그래서 우리 문화, 우리 현실에 맞는 대처법을 익히는 것이 중요하다고 믿는다. 물론 각각의 방법은 개개인에 따라 다 다르지만.

고위험 상황을 피하기 위해서는 우선 고위험 상황이 어떤 것인지를 이해할 필요가 있다. 도박중독자들은 어떨 때 도박의 욕구가 올라오는 것일까?

도박의 욕구가
올라오는 상황들

외적 자극

선전물, 전화, 도박에 대한 이야기, 돈을 땄다는 기사, 지갑에 돈이 있을 때, 빚 독촉을 받을 때 등등

내적 자극

기분이 우울할 때, 화가 날 때, 시간이 많고 무료할 때, 생활이 재미가 없을 때, 아내 잔소리에 짜증이 날 때 등등

일단 참석자들이 말하는 것을 다 적고 각 항목마다 이야기를 나누어보면 된다. 과거의 경험을 떠올리면 제법 재미있게 이야기를 잘한다.

"사람들마다 좀 차이는 있네요. 김 선생님은 외부 자극에 좀 더 욕구가 올라가고 정 선생님은 반대로 심심할 때 생각이 많이 나는 것 같네요."

사람마다 다르지만 외적 자극, 내적 자극 모두가 도박을 다시 하는 중요한 요인임은 분명하다. 그런데 저자들은 좀 다른 생각을 가지고 있다. 언제 도박 욕구가 올라가고 언제 다시 도박에 빠질까? 이론적으로 생각해보면 위에 언급한 자극의 순간이다. 그런데 조금만 다르게 생각

해보면 어떨까?

"김 선생님은 뇌에 자극이 많을 때 도박을 하는 거고, 정 선생님은 뇌에 자극이 너무 없어서 무료할 때 도박을 하는 거네요. 그럼 결론은 아무 때나 한다는 거네요."

다들 웃는다. 그러나 사실 이게 정답이다.

물론 내적 자극, 외적 자극을 잘 알고 대처하는 것이 좋지만 '시도 때도 없이 아무 때나 도박 욕구는 올라간다' 이렇게 이해하는 것이 더 현명한 방법이다.

지갑에 뭐가 들었는가?

그럼 지금부터는 이론을 떠나 실제 상황에서 문제가 생길 때 어떻게 대처하는 것이 좋을지 훈련해보자.

"박 군, 지갑 좀 봅시다."

"예? 별거 없는데요. 지갑은 왜요?"

"어쨌든 한번 봅시다. 3만 원 있네. 카드도 두 개 있고."

카드는 어떤 카드인지, 용도가 무엇인지, 왜 3만 원이 들어 있는지, 이 돈은 어디에 쓰기 위한 것인지 구체적으로 이야기를 나누어본다.

왜 치료자는 중독자의 지갑을 보자고 했을까? 오래전 외래 진료를 보던 어떤 중독자에게 배운 기법이다.

"선생님, 죄송하지만 1,000원만 빌려주시면 안 될까요?"

'이건 또 뭐지?'

"아니, 강 선생님, 당신 중소기업 사장 아니요? 근데 1,000원도 없어요?"

지갑을 열고 보여준다. 정말 돈이 하나도 없다.

"선생님, 저는 지갑에 매일 1,000원씩만 넣고 다닙니다. 벌써 몇 년 됐는데 마음이 편안합니다. 저는 만 원만 있으면 경마장으로 달려갈 겁니다. 제가 잘 압니다. 만 원이 있으면 일단 고민을 하겠지요. 갈까 말까 계속 망설이고요. 결국 지겠지만. 이제 그런 짓 하기 싫어서요. 지갑에 1,000원뿐이면 아무런 갈등이 안 생겨요. 이미 포기하는 거죠. 그러면 아예 마음이 편안합니다."

그날은 무슨 일이 있어서 돈 1,000원을 쓸 수밖에 없었던 상황. 집에 갈 차비가 없다고 빌려달라는 것이다.

이 얼마나 훌륭한 기법인가? 어떤 책에서도 보지 못했던 완벽한 고위험 상황 피하기. 경험을 통해 익힌 이 기법이야말로 최고의 대응책이 아니겠는가?

36계, 급성기 최고의 전략

저자들의 치료에서는 '고위험 상황 피하기'를 '36계 전법'으로 바꾸어 부른다. 36계 전법이라고 하면 훨씬 더 쉽게 다가온다. 친숙하기도 하고. 이 용어는 알코올중독 치료 분야의 존경하는 선배, 김갑중 원장님께 배운 것이다. 김 원장님이 알코올중독 환자들에게 들려주는 36계 이야기.

중국 군사 고전인 《손자병법》의 36가지 계책 가운데 최후의 계책은 주위상走爲上, 즉 36계 전략이다. 때로는 전략상 후퇴도 필요하고 여의치 않으면 피하라는 뜻이다.

> 무림의 고수가 있었다. 놀랍게도 단 한 번도 싸움에서 진 적이 없다. 제자들이 너무 궁금하지 않겠는가? 아무리 실력이 좋아도 그렇게 많이 싸웠는데 한 번도 진 적이 없을까? 한 제자가 너무 궁금해서 어느 날 스승께 질문을 던졌다.
> "선생님, 어떻게 평생을 싸웠는데 한 번도 패하지 않을 수가 있으신지요?"
> "이놈아, 너는 아직도 그걸 모르느냐? 싸움판에 서서 상대가 나보다 강하다 싶으면 도망가면 되지."

너무 간단하지 않은가? 그런데 문제는 싸움판에 섰을 때 상대가 나보다 강한지 아닌지를 알아야 한다는 것이다. 그래야 싸울지 도망갈지

결정할 수 있는 것이다. 이건 35계를 마친 최고수만이 쓸 수 있는 비법, 그래서 36계인 것이다.

도박중독자는 상대가 자기보다 강한지 약한지 고민할 필요가 전혀 없다. 이미 수없는 체험을 통해 도박은 나보다 강한 상대라는 것을 배웠다. 이제 고민할 필요가 뭐가 있는가? 그냥 36계만이 살 길이다. 물론 이 전법은 평생을 써먹어야 하지만 급성기 때는 필수적인 전법이다. 어느 정도 지나면 이 전법만으로 살아남기는 어렵다. 그때가 되면 36계에 더해 또 다른 전법을 익히면 된다.

"최 선생님, 하우스에 오래 다니셨지요? 내가 전화할 테니 받아봐요. 옛날 하우스에서 알던 사람이 모처럼 전화했다고 생각하세요. 최 선생님은 안 가고 싶은데 상대는 오라고 하고, 어떻게 할지 한번 연습해 봅시다."

"어이 최 선생, 오랜만이네. 그동안 잘 지냈고? 요즘 통 얼굴도 못 봤네. 오늘 저녁에 얼굴이나 한번 봅시다. 다들 모이기로 했는데."

"이제 나는 도박은 안 해. 요즘 병원에 다니면서 치료도 받고 있어."

"아 그래? 뭔 치료까지나. 오늘은 도박하지는 말고 그냥 오랜만에 모이니까 커피나 한잔하지 뭐."

"아니, 오늘 저녁은 집사람하고 외식하기로 해서 안 될 것 같아."

"아 그래? 그러면 저녁 되기 전에 잠깐 얼굴 보고 가면 되겠네."

이런 대화가 오갔다면 그날 저녁 최 선생은 어디에 있을 것 같은가? 결과는 뻔하다.

알코올중독자들도 비슷한 경험을 많이 한다. 요즘은 술 문화가 많이 좋아졌지만 아직도 술을 권하는 문화는 여전하다. 술을 끊고 참석한 저녁 모임, 당연히 옆에서 술을 권한다. 치료에서 배운 대로 안 마신다고 단호하게 이야기하면 어떨까? 상대가 순순히 물러설까? 과거 이 친구의 주량을 잘 아는데.

"왜? 무슨 일 있어?"

"아니, 그냥 간도 안 좋고 몸도 피곤해서 술은 안 마시기로 했어."

"그래? 그래도 한 잔만 받아. 한 잔이야 뭐 어때?"

"아니, 됐어. 요즘 병원에서 치료도 받고 술 끊으려고 노력 중이야."

"이 친구야, 그래도 여기 분위기가 있지. 자네가 그러면 오늘 분위기 안 좋아져요."

이런 대화가 오가고 있다면 그 친구는 3분 후에 건배를 하고 있을 가능성이 높다. 뭐가 잘못되었을까?

"최 선생님하고 좀 전에 통화하는 훈련을 했는데 최 선생님이 잘못한 게 있어요. 뭔지 알겠어요?"

여러분은 최 선생의 잘못이 뭔지 짐작이 가는가?

전화를 받은 것 자체가 가장 큰 실수다. 치료자가 전화를 걸기 전 분명 하우스에서 알던 사람이라고 하지 않았던가? 그런데 왜 그 사람의 전화를 받아야 하는가?

혹 전화번호를 다 지웠으니 모르는 번호라 받았을 수도 있다. 그래도 또 잘못이 있다. 왜 오늘 갈 수 없는지 자신의 사정을 구구절절 설명하고 있는가?

"최 선생님, 받지 않는 것이 상책입니다. 모르고 어쩔 수 없이 받았다면 앞으로는 10초만 줍니다. 무조건 10초 이내로 끊어야 합니다. 그냥 간단히 이야기하세요. 나는 도박 안 하니 앞으로 전화하지 마시라. 이유도 설명할 필요 없고 상대의 반응도 볼 필요 없어요. 그냥 끊어요. 그리고 번호 차단을 해요."

당신이 술을 안 마시는 이유, 도박을 안 하는 이유를 상대에게 설명해야 할 의무가 있는가? 전혀 없다. 그냥 내가 안 한다면 그만이다. 계속 이런저런 이야기를 나누고 있는 것은 잠자는 사자를 깨우는 행동이다.

아무리 도박을 끊고 있다고 해도, 굳게 결심했다고 해도, 이제 도박이라면 생각도 하기 싫다고 해도, 마음속 깊은 곳에는 아직 도박에 대한 열망이 분명히 자리 잡고 있다. 이건 부인할 수 없는 엄연한 사실이다.

계속 이야기를 나누고 있다는 것은 속에 잠재해 있는 도박에 대한 갈망을 불러일으키는 행위가 될 수 있다. 이 마음속의 갈등이 지속된다면 대부분의 중독자들은 처절한 패배를 맛보게 된다. 행여 이번에 그 욕구를 이기더라도 다음에 또 이긴다는 법은 없다.

진짜 술을 끊고 싶다면 아예 그 모임 자체를 안 가는 것이 상책이다. 도박의 경우도 마찬가지다. 굳이 잠자는 사자를 깨우는 모험을 할 필요가 있겠는가?

실제로 집단치료에 참석했던 어느 중독자의 36계 무용담을 한번 들어보자.

"36계를 배우고 갔는데 이번 주에 진짜 우연히 버스 정류장에서 옛날 하우스 사람을 봤지 뭡니까? 정류장 쪽으로 걸어가는데 그 양반이 버스를 기다리고 있어요. 순간 가슴이 철렁 내려앉지 뭡니까? 잠시 눈이 마주쳤는데 순간 배운 게 생각이 나더라고요. '아, 내가 아는 척을 하는 순간 나는 지는 거다. 그럼 난 오늘 저녁 분명 패를 돌리고 있을 거다.' 그래서 상대가 빤히 쳐다보는데 모르는 척하고 지나갔어요. 분명히 맞는데 모르는 척하니까 이상하다는 듯이 계속 쳐다보더라고요. 지나가고 나니까 마음이 왠지 뿌듯했습니다."

얼마나 훌륭한 36계의 실천인가! 실제로 한번 해보기 바란다. 자신이 그 상황을 통제했을 때 느끼는 그 뿌듯함은 도박과는 또 다른 짜릿함을 선사할 것이다.

서구와 달리 우리의 중독자들에 대한 사회기술 훈련은 더 단호하고 더 확실해야 된다. 상대의 반응 따위는 염두에 둘 필요 없다. 그냥 스스로에게 초점을 맞추면 된다. 아예 접근을 완전 차단하는 것이 최상. 어쩔 수 없는 상황이라면 그냥 "No"라고 하고 끝내면 된다.

20년간 도박을 끊고 지낸 어느 도박중독자와 나눈 이야기다.

"선생님, 저는 20년이 지났는데 아직도 가끔 도박 꿈을 꿉니다. 믿으실지 모르지만 아직도 도박 이야기가 나오면 가끔 가슴이 설레는 것 같아서 깜짝깜짝 놀랄 때가 있답니다. 아마 모르긴 해도 지금도 돈 쥐여주고 카지노에 들여보내면 도박을 할 것 같아요. 그래서 늘 조심하고, 도박 이야기만 나오면 멀리 도망 다닌답니다."

이 사람이 어떻게 20년간 도박을 끊었을까? 앞서 배운 것같이 간단하다. 두려움이 있었기 때문이다. 도박이 얼마나 무서운 줄 알기에 20년이 지난 지금도 여전히 36계 전법을 구사하고 있지 않은가? 석 달만 지나도 자신만만할 것 같은데 자신의 속에 숨겨진 중독 성향을 너무나도 잘 알고 두려워했기에 도박의 유혹을 물리칠 수 있었던 것이 아닐까?

4주 요약

도박 욕구가 올라오게 하는 내적 자극과 외적 자극을 파악하라.
그러나 자극과 관계없이 시도 때도 없이 욕구가 올라온다는 사실을 인정하는 것이 좋다.

급성기 최고의 전략, 36계
고민할 필요가 없다. 당신은 도박 욕구를 이길 수 없다. 그냥 36계를 익혀라.

지갑을 비워라.
도박중독자에게 지갑은 돈을 넣고 다니는 도구가 되어서는 안 된다.

끊은 지 20년이 지나도 도박 생각이 난다.
두려움이 있어야 도망을 간다. 그래야 36계의 고수가 될 수 있다.

숙제

- 이번 시간 배운 것을 복습하기
- 자신의 성격의 장단점 적어오기

다섯 번째 시간

재발은
희망이다

재발하면
박수를 쳐라

오늘은 회복의 과정에서 숙명적으로 만날 수밖에 없는 재발 이야기다. 지금 마음 같아서는 딱 끊고 다시는 도박을 안 할 것 같지만 이건 대부분의 경우 희망사항일 뿐이다. GA에 가면 농담으로 하는 말이 있다. 재발을 하고 고개를 푹 숙이고 있는 초보자에게 고참이 한마디 한다.

"이 선생, 너무 실망하지 마. 여기 있는 사람들은 성(姓)을 몇 번씩 간 사람들이야."

무슨 뜻인지는 모두들 아시리라. "다시 하면 성을 간다"는 이야기를 얼마나 많이 했던가? 그만큼 재발은 회복 과정에서 흔히 일어날 수 있는 일이라는 말이다. 그렇다고 너무 비관적으로 생각하지는 마시라. 정말로 재발 없이 평생을 잘 버티는, 회복한 중독자도 분명 많다.

재발하면 구박을 해야지 박수를 치라고? 얼른 이해가 안 될지 모르지만 저자들이 늘 하는 이야기다. 이건 또 무슨 의미일까? 이제야 희망이 생겼다는 말이다.

"김 선생님, 욕먹을 각오는 하고 왔지요?"

고개를 푹 숙이고 아무 말이 없다. 잘나가다가 다시 도박을 했으니 얼마나 생각이 복잡하겠는가? 그러나 치료자는 실망하거나 구박할 필요가 없다.

"너무 실망하지 마세요. 이제 드디어 희망이 생겼다는 생각이 드네요."

재발이 재발에서 끝나면 아무런 의미가 없다. 재발을 통해 뭔가를 배울 때 진짜 희망이 생긴다.

"김 선생님, 나름 열심히 노력했지요? 안타깝지만 잘 안 되지요? 내가 재발한다고 했을 때 그럴 리 없다며 자신만만해 했지요? 이제 체험을 통해 배웠네요. 이게 얼마나 어려운 일인지, 그동안 썼던 전법이 얼마나 잘못되었는지. 이제 새로운 전법을 익히면 되지요. 안 되는 걸 깨닫는 데 10년 걸린다고 했지요. 이제 다시 출발점에 섰으니 희망이 생겼다는 말이지요."

이 또한 역설적인 이야기지만 재발에서 희망을 얻을 수만 있다면 재발은 회복의 한 과정일 뿐이다. 중요한 것은 재발의 이유를 알고 어떻게 대응해야 할지 미리 준비를 하는 것이다. 이미 재발은 예정되어 있기 때문이다.

그럼 언제가 재발할 가능성이 높을까? 앞에서 배운 것을 응용하면 된다. 언제가 제일 위험한 시기라고 배웠는지 기억이 나는가?

바로 90일이다. GA에서는 100일 잔치를 한다. 이유는 간단하다. 그만큼 100일을 넘기기가 힘들다는 이야기다. 대체로 100일 정도가 되면 빚 문제도 대책이 생기고 가족들도 감시의 끈을 조금 느슨하게 한다. 이때 다시 도박 욕구가 증가하는 것이다. 아니, 정확히 말하면 증가했다기보다는 속에 있던 욕구가 바깥으로 드러난 것뿐이다. 이 시기에 환경적인 자극이 오면 다시 도박장으로 발걸음이 갈 수밖에 없다.

경험으로 볼 때 이 시기를 무사히 넘겨도 1년에서 1년 반이 지나면 또 고비가 온다. 열심히 살다 보면 몸도 마음도 지치는 순간이 온다. 뇌는 무료한 일상에서 더 이상 자극을 느끼지 못한다. 현실 도피, 자극 추구의 시기가 임상에서의 경험으로 보면 바로 이때쯤이다. 도박을 끊고 정말 열심히 살았는데 재발을 하면 가족들은 물론이고 본인도 좌절한다. 그러나 명확하게 재발의 상황을 인식하고 이 또한 치유의 한 과정임을 이해하면 결코 바닥으로 떨어질 이유는 없다.

재발의 신호 알아채기

사실 재발은 실제로 도박을 다시 하기 훨씬 이전부터 찾아온다. 이번 주에 도박을 다시 하고 왔다면 지금 재발한 것일까? 아니다. 이미 한 두 달 전부터 서서히 진행됐을 가능성이 크다. 자신도 모르게 하는 무의식적 행동들이 모두 재발과 연결되어 있다.

집단에 열심히 참여하던 김 선생이 풀이 죽어 있다. 안타깝지만 지난주 다시 도박에 손을 댄 것이다.

"김 선생님, 지난주까지는 잘 지냈는데 왜 갑자기 그런 것 같아요?"

"사실 제가 많이 생각해 봤는데요. 도박을 한 것은 지난주가 맞는데, 선생님 말씀을 듣고 보니 제가 이미 몇 주 전부터 준비를 한 것 같습니다. 3주 전부터 운동을 해야겠다는 생각이 드는 겁니다. 퇴근할 때 버스를 타고 가다가 두 정거장 먼저 내려서 집까지 걸어가기를 시작했습니다. 운동도 하고 좋다고 생각했는데, 여기서 재발의 신호에 대해서 배우고 가만히 생각해보니 아차 싶더라고요. 사실 두 정거장 먼저 내리면 오른쪽에 성인도박장이 쫙 있습니다. 저는 운동한다고 내렸지만 저도 모르게 그걸 구경이라도 하고 싶어서 내린 게 아닌가 하는 생각이 드네요."

비슷한 경험은 수도 없이 많다. 외국 출장만 가면 카지노에서 문제가 되는 회사원. 치료를 받고 이제 외국 출장을 갈 때는 아예 카드를 들고 가지 않는다. 꼭 필요한 만큼의 적은 돈만 현금으로 준비한다. 카지노를 갈까 말까 고민할 필요가 없으니 오히려 마음이 편안하다. 그런데 몇 달 후 재발이다.

"선생님, 정말 미리 생각한 건 전혀 아니고요. 진짜 이제 몇 달을 그렇게 하니 마음도 편안하고 좋다고 생각했는데 이번에는 긴장이 풀렸

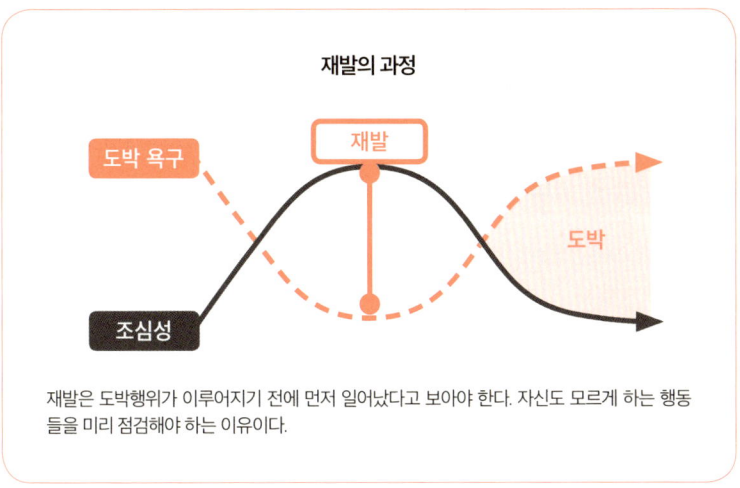

재발은 도박행위가 이루어지기 전에 먼저 일어났다고 보아야 한다. 자신도 모르게 하는 행동들을 미리 점검해야 하는 이유이다.

나 봅니다. 그냥 지갑을 가지고 갔는데 마침 카드가 하나 있더라고요."

이런 재발 사례도 있었다. "모든 돈을 아내에게 다 맡기기로 하고 그렇게 잘 지냈습니다. 그런데 회사에서 돈 30만 원을 상으로 받게 됐지 뭡니까? 평소 같으면 당연히 아내에게 주었을 텐데 문득 다음 달이 아버지 칠순이라는 생각이 들지 뭡니까? 그래서 잠시 보관하고 있었는데 그만…."

이제 자신도 모르게 하는 행동들을 미리 점검하고 늘 생각하는 훈련을 해야 한다. 어떤 행동들이 재발의 신호인지 알아차리는 연습이 재발 방지에 필수적이다.

큰 사고를 치고 나면 우선 도박에 대한 생각이 확 줄어든다. 바닥으로 가라앉았던 욕구는 문제가 조금씩 해결되고 나면 서서히 올라가기 시작한다. 반대로 초기에는 조심성이 최고조에 이른다. 그러나 시간이 흐르면 점차 조심성이 줄어들기 시작한다. 이 두 가지가 만나는 지점이 있다. 이때가 바로 재발 가능성이 높아지는 시점이다. 그러나 도박하기 훨씬 이전부터 재발을 준비하고 있었다는 사실을 명심해야 한다.

재발의 문제점

임상적으로 보면 재발의 가장 큰 문제는 3가지다.

1. 자포자기
2. 내성
3. 거짓말

일단 실수와 실패를 구별해야 한다. 술이나 담배를 끊었다가 재발하는 경우에 쓰는 전법에서 차용한 것이다. 열심히 노력해도 실수할 때가 있다. 이걸 빨리 알아채고 다시 시작하면 된다. 그런데 많은 중독자들이 실수하는 순간, 좌절하고 자포자기한다.

담배를 끊어본 사람은 안다. 얼마나 많은 좌절을 겪고 금연에 성공

했는지. 잠깐만 방심하면 자기도 모르고 입에 담배를 물고 있다. 술 마실 때, 담배 피는 친구들과 어울려 있을 때 등등. 한 대 다시 피웠다고 재발이라고 말할 필요 없다. 여기서 끝나면 그냥 실수다. 문제는 자포자기하고 다시 과거의 길로 들어서는 것이다. 안 그래도 담배 연기만 맡아도 피우고 싶었는데 좋은 핑계까지 생기지 않았는가? 실수를 실패로 만드는 것, 이게 문제다.

도박의 경우도 똑같다. 실수를 인식하고, 인정하고, 다시 출발점에 서면 된다. 재발이 무서운 점은 앞서 언급한 내성 때문이다. 대부분의 경우 지난번보다 더 큰 후유증을 겪는다. 도박은 내려가는 법이 없다고 강조하지 않았던가? 지난번 빚이 1억이었다면 이번엔 2억이 될 가능성이 크다. 뇌가 점점 더 강한 자극을 필요로 하기 때문이다. 실수에서 멈추지 않으면 결과가 어찌 될지는 뻔하다.

가장 큰 문제는 거짓말이다.

"김 선생님, 만약 다시 도박을 하게 된다면 아내에게 솔직하게 이야기할 수 있겠어요?"

"글쎄요, 생각만 해도 끔찍한데요. 아마 말하기가 쉽지는 않을 것 같습니다."

열심히 치료를 받았을수록, 열심히 회복을 위해 노력했을수록 드러내기가 더 힘든 법이다. 아이들의 밝아진 표정, 아내의 행복한 미소, 이걸 한 방에 무너뜨려야 하는 것 아닌가? 얼마 만에 맛본 작은 행복의 순간인가? 이걸 깰 용기가 있겠는가? 어떻게 다시 도박을 했다고 말할 수 있겠는가?

GA 연수에서 조 선생이 감동의 100일 잔치 소감을 발표했다. 어린 시절의 좌절과 방황, 그리고 절망 속에서 우연히 접한 도박, 바닥을 치고 죽음의 그림자가 다가올 때 자신의 희망이 되어준 아내, 그럼에도 불구하고 빠져나올 수 없었던 도박의 굴레. GA를 만나고 어떻게 100일간을 버텨왔는지, 자신이 어떻게 변화했는지 눈물을 흘리며 발표를 하는데 모두들 감동의 눈물을 함께 흘렸다. 우레와 같은 박수가 터진다.

"제가 단도박 1주년이 될 때 다시 한번 여러분 앞에 서서 자랑스럽게 이야기하고 싶습니다. 그때는 지금보다 더 큰 박수를 받기 위해 정말 열심히 살아보고 싶습니다."

얼마나 감동적인 순간이었던가? 아내와 아이들이 함께 단상에 올라 울고불고 난리도 아니다.

안타깝지만 여기까지, 한 달 후 다시 도박에 손을 댄 조 선생, 과연 가족과 여러 사람들에게 다시 도박을 했다고 말할 수 있었을까? 당신이라면 그럴 용기가 있을까?

열심히 노력했을수록, 열심히 살고 있을수록, 끊고 더 행복할수록 역설적으로 고백은 더 어렵다. 모든 사람의 기대를 무너뜨려야 하니까. 시간은 필요했지만 조 선생은 용기를 내어 다시 출발점에 섰다. 아프지만 매를 맞아야 한다. 시간을 끈다고 되는 것이 아니다. 거짓말은 순간의 실수를 모면하게 할지 모르지만 더 큰 회초리가 되어 다가온다.

물론 치료 중에도 재발하는 경우가 더러 있다. 다행히도 치료 중 자신의 재발에 대해 솔직하게 고백하는 용기 있는 중독자들도 있다. 비록 도박은 했지만 용기 있게 고백했다는 점, 도박을 다시 했지만 여기에 왔다는 점은 인정해 주어야 한다. 이제 다시 처음부터 시작하면 된다는 치료자와 동료들의 지지는 재발한 중독자에게 큰 힘이 된다.

살다 보면 그런 날이 온다

치료자는 왜 역설적으로 자꾸 재발을 강조하는가? 이유는 간단하다. 다시 할 것이라는 사실을 알고 있어야 두려움이 생기고 대비를 하게 되기 때문이다. 살다 보면 안타깝지만 그런 날이 온다. 그 순간에도 당신은 스스로를 지킬 수 있을까? 그런 대비를 미리 하기 위해서다.

도박 문제로 감옥까지 다녀온 허 군, 30대 초반의 청년이다. 이제는 도박 인생을 청산하고 열심히 살아보리라 굳게 결심을 했다. 부모님의 도움으로 작은 분식점을 열고 가장 친한 친구와 함께 동업을 했다. 얼마나 열심인지 부모님도 감탄할 지경, 어머니가 가끔 테스트를 해보지만 합격이다. 지난 1년간 도박 욕구는 정말이지 조금도 없었단다. 그런데 그다음 주 가출과 행방불명이다.

몇 달 만에 부모님의 손에 끌려온 허 군. 치료자도 궁금하다. 그렇게 열심히 새로운 삶에 잘 적응했고, 도박 없이도 행복할 수 있다는 작은 희망도 생겼고, 도박에 대한 생각도 전혀 나지 않았다는데 어찌 다음 주 바로 발걸음이 도박장으로 향한 것일까?

1년간 쉬지 않고 열심히 달려오다 보니 사실 몸도 지치고 마음도 좀 지친 상태다. 일을 마치면 늘 바로 집으로 향했는데 어느 금요일 저녁 오랜만에 친구를 만나 잠시 차 한 잔을 마시고 집으로 향했는데 문을 열고 들어가자마자 어머니가 의심의 눈초리로 쳐다보는 것이 아닌가? 어머니의 잔소리를 뒤로하고 방으로 들어가는데 그렇게 짜증이 난다. 1년을 이렇게 성실하게 살고 있는데 아직도 나를 의심하고 잔소리를 한다는 말인가? 억울하기도 하고 자신이 한심하다는 생각이 들기도 한다. 언제까지 이렇게 살아야 한다는 말인가?

그래도 토요일 아침, 마음을 잡고 출근했다. 그런데 서랍을 여니 돈이 30만 원 있는 것이 아닌가? 마감을 하면 늘 친구가 돈을 가지고 가는데 하필 그날따라 돈을 서랍에 두고 간 것이다. 잠시 후 아침 첫 손님이 들어오는데 마침 손에 경마 잡지를 들고 있다. 순간 가슴이 두근거리면서 난리가 났다. 잠시 후 식당 문을 닫고 경마장으로 직행했단다.

30만 원을 잃고 정신을 차려보니 이미 상황은 끝났다. 포기하고 다시 도박의 길로 들어섰다. 다시 집에 들어갈 용기는 없으니 그 이후 사정은 설명하지 않아도 짐작하시리라.

어떻게 우연도 그런 우연이 겹치는 날이 있단 말인가? 하필이면 전날 어머니와 한바탕했을 게 뭐람. 친구가 돈만 챙겨 갔으면 문제가 없었을 텐데. 손님이 그날 경마 잡지를 보고 있을 게 뭐람. 더구나 그날이 토요일만 아니었더라면 최소한 경마장을 가지는 않았을 텐데.

안타깝지만 살다 보면 그런 날이 온다. 아무리 조심하고 노력을 해도 이 모든 상황을 통제할 수는 없다. 만약 그날이 온다면 당신은 욕구를 조절할 수 있겠는가? 그런 상황에서도 욕구를 다스리고 도박장으로 가는 발걸음을 멈출 수 있겠는가?

지금부터 미리 그런 상황을 가정하고 연습을 해야 한다.

자신을 지키는 힘

"강 선생님, 만약 그런 날이 온다면 강 선생님은 무슨 무기를 가지고 있나요?"

"글쎄요, 저는 그냥 집사람한테 전화할 것 같습니다."

"그것도 엄청 좋은 방법이네요. 근데 사람마다 효과적인 전법이 다르니 여기서 한번 만들어 봅시다. 이 선생님은 무슨 전략을 쓰면 좋을까요?"

각자 최소 3가지씩 당장 쓸 수 있는 전법을 의논해서 만든다. 온갖 기법이 다 나온다. 뒤로 돌아서 3초간 심호흡하기부터 생각이 올라오면 바로 밖으로 나가 줄넘기하기, 아내의 화난 얼굴 떠올리기, 친구에게 전화하기 등등.

일단 그 가운데 각자 마음에 드는 비법 3가지를 골라 종이에 적는다. 이 짧고 간단한 기법에 대해서는 집에 가서 방이나 거실에 크게 써 붙여놓는 것이 숙제다. 아침에 일어나서 한 번 보고 저녁에 한 번 보고 욕구가 올라오면 또 보고. 자신의 기법을 코팅해서 지갑에 넣고 다니면서 틈만 나면 보는 훈련을 한다. 간단한 것 같지만 때로는 평소 훈련만 된다면 제법 효과가 있는 전법이다.

다음 시간, 집단치료를 하는데 김 선생님의 왼쪽 팔 안쪽에 뭔가 이상한 것이 있다. 사람들이 모두 궁금해한다.

"김 선생님, 왼쪽 팔에 뭐죠? 문신처럼 보이기도 하고."

"예, 팔 안쪽에 문신을 했습니다. 지난주 자신을 지키는 무기 3가지를 만들면서 고민을 많이 했는데 저는 팔 안쪽에 아내와 아이들의 이름을 새기기로 했습니다. 아침마다 세수를 하면 팔 안쪽이 보이거든요. 잊지 말라고요. 욕구가 올라오면 금방 볼 수도 있고요."

중독자의 지갑은 돈이나 신용카드를 보관하는 용도가 되어서는 안 된다. 긴급할 때 자신을 지킬 수 있는 무기가 들어 있어야 한다. 가족의 사진, 자신을 지키는 기도문, 급할 때 쓸 수 있는 3가지 전법, 그 밖에 뭐든 좋다. 자신을 지킬 수 있는 무기를 넣고 다니며 수시로 마음을 다지는 것도 좋은 방법이다.

어느 쇼핑중독자의 지갑을 열면 보이는 글.

'꼭 필요한 물건인가?'

별것 아닌 것 같은 이 글귀 하나가 때로는 자동 행동으로부터 자신을 지키는 소중한 무기가 되기도 한다. 지금 당장 당신만의 무기를 만들어 지갑에 소중히 간직하기를 바란다.

이제 자신을 지키는 힘, 긴급 상황에서 도움을 받을 수 있는 자신만의 무기 3가지를 적어보자.

1. _____
2. _____
3. _____

5주 요약

재발은 희망이다.
안 된다는 사실을 체험을 통해 배운다. 그래야 새로운 전법을 익힐 수 있다.

재발 신호에 대해 공부하라.
재발은 도박을 하기 훨씬 이전부터 시작된다.

실수와 실패를 구별하라.
다시 했다고 포기할 이유가 없다. 실수를 인정하고 다시 시작하면 된다.

재발의 가장 큰 문제는 거짓말을 하게 된다는 사실이다.
그냥 용기 있게 고백하라. 그래야 희망이 생긴다.

자신을 지키는 힘이 무엇일까 고민하라.
살다 보면 다시 위험한 순간이 온다. 그때 당신을 지킬 무기를 미리 마련하라.

숙제

- 이번 시간 배운 것을 복습하기
- 가족에게 주는 편지 작성하기

여섯 번째 시간

도박중독에서
살아남기

하지 않는 시간에 초점을 맞춰라

요즘 방학이 되면 부모들의 가장 큰 골칫거리는 아이들의 게임 문제다. 거의 하루 종일 게임만 하고 있는 아들을 바라보는 엄마의 심정이 어떨까?

"선생님, 아들이 하루 종일 게임만 하는데 어찌 좀 안 될까요?"

"도대체 몇 시간이나 하는데요?"

"글쎄요, 방학 때는 하루에 10시간은 하는 것 같은데요?"

"10시간이라, 좀 과하긴 하네요. 근데 아이가 게임을 안 할 때는 뭐 해요?"

아무런 대답이 없다. 별로 생각해보지 않아서다. 10시간을 게임한다고 치자. 몇 시간이 남는가? 14시간이나 남는다. 여기에는 별 관심이 없다. 그저 관심은 얼마나 게임을 하는가에 있다.

생각을 바꾸고 초점을 바꾸면 어떨까? 게임을 하는 시간보다 하지 않는 시간에 초점을 맞추는 것이 더 현명한 방법으로 보인다.

본드중독을 치료해준 의사 이야기

본드중독에 빠진 청년을 회복시킨 미국의 유명한 정신과의사 밀튼 에릭슨의 이야기가 참 흥미롭다. 우리 실정에 맞게 약간 각색해서 들려 드리겠다. 저자들이 좋아하는 역설지향적 접근의 진수를 보여준다.

미국은 큰 도로 옆에 가정집들이 있고 보통 집 뒤에 뜰이 있다. 젊은 청년이 늘 본드에 취해 집 앞에 나와 있다가 순찰을 돌던 경찰에 발견되어 정신병원에 입원이 된다. 의사가 열심히 치료하고 교육을 해서 내보내면 또 며칠도 안 되어 잡혀 들어온다. 이렇게 체포, 입원, 퇴원, 체포, 입원이 반복되는 상황. 의사가 아무리 본드가 해롭다는 사실과 끊어야 하는 이유를 설명해도 결과는 똑같다. 기록에 의하면 50회 체포되었고 10회 정신병원에 입원한 병력이다. 도저히 희망이 없다.

하도 효과가 없으니 경찰들이 마지막에 유명한 정신과의사 밀튼 에릭슨에게 청년을 데리고 갔다.

"선생님, 아무리 해도 이 친구는 안 됩니다. 어떻게 하면 좋을까요?"

청년과 한참 면담을 마친 의사가 질문을 던진다.

"자네, 본드를 끊고 싶은가?"

이건 또 무슨 소리인가? 어떤 의사도 던지지 않았던 질문이다. 본드를 끊어야 하는 것은 너무나 당연한 일 아닌가? 처음으로 들어본 질문에 청년은 잠시 당황한다.

"아니요, 본드를 끊고 싶은 생각은 없는데요."

"그래? 그럼 자네가 원하는 건 뭔가?"

"경찰에 잡히고 싶지 않아요. 잡히면 또 정신병원에 입원해야 하니까요."

이 이야기를 들은 의사는 정말 기가 막힌 처방을 내린다. 이 분야의 대가만이 내릴 수 있는 위대한 처방이다. 절대로 경찰에 잡히지 않는 비법을 알려준 것이다.

"집 뒤에서 본드를 해. 절대로 집 앞에서는 본드를 하면 안 된다."

본드를 해도 좋다는 의사의 허락, 이게 될 소리인가.

"약속을 지킬 수 있겠는가?"

"그럼요, 당연하지요."

집 뒤에서 본드를 하고 집 앞에만 나오지 않는다면 체포될 일이 뭐가 있는가? 이 기발한 방법을 왜 그동안 몰랐을까?

이때 의사가 하나의 질문을 더 던진다.

"그런데 자네는 매일 본드를 하는가?"

"아니요, 안 하는 날도 있습니다."

"그래, 그럼 본드를 하는 날은 하루 종일 본드를 마시는가?"

"아니요, 한두 시간 하면 나머지는 하지 않습니다."

"그럼 그 시간에는 뭘 하는가?"

"그냥 아무것도 안 하고 집 안에 있는데요."

"그럼 나하고 약속을 할 수 있을까? 본드는 해도 좋아. 반드시 집 뒤에서만. 대신 본드를 안 하는 시간, 정신이 맑은 시간에는 집 앞에 나와서 놀 수 있을까?"

"예, 당연히 할 수 있습니다."

집에 돌아온 청년이 얼마나 신이 났겠는가? 본드를 해도 좋다는 공식적인 허락을 받았으니 기분이 최고다. 집 뒤에서 본드를 하는데 부모는 죽을 지경이다.

본드를 하지 않던 어느 날, 청년은 의사와의 약속을 지키기 위해 맨정신에 집 앞에 나와 놀고 있는데 경찰차가 다가오는 것이다. 오랜만에 청년을 본 경찰은 당연히 본드에 취해 있을 것이라고 생각하고 왔는데 청년이 멀쩡한 정신으로 인사를 건네는 것이다.

"자네, 본드 안 했나?"

"안 했는데요."

한참을 쳐다보던 경찰이 고개를 갸웃거리며 떠난다. 이 청년의 기분이 어떻겠는가? 다음 날 경찰이 지나갈 때쯤이면 또 맨 정신으로 집 앞에서 논다. 이젠 경찰과 인사도 하고 재미있는 이야기도 나눈다. 늘 자신을 잡아가던 경찰과 친구가 된 것이다. 기분이 좋아지니 친구들 생각이 난다. 친구들이 농구장에 있을까? 한번 가볼까? 오랜만에 친구들을 찾아 농구장으로 향하는 발걸음. 의사가 본드를 하지 말라는 말을 한마디도 하지 않았지만 집 뒤에 있는 시간이 점점 줄고 집 앞에 나와 있는 시간이 늘어난 것이다.

물론 이 대가大家는 환자의 성향, 심리, 약속을 지킬 능력 등을 모두 고려해서 역설적인 처방을 내린 것이다. 드라마틱한 경우이긴 하지만 우리가 이 대가의 접근에서 뭔가를 배울 수 있으면 좋겠다.

하는 시간 줄이기, 하지 않는 시간 늘리기

"이 선생님, 도박하는 시간 줄이기, 도박 안 하는 시간 늘리기, 이게 같은 말이에요, 다른 말이에요?"

"글쎄요, 같은 말 같은데요. 아닌가? 다른 말인가요?"

"잘 생각해봐요. 아무리 잘 생각해봐도 같은 말이지요. 하는 시간을 줄이면 안 하는 시간이 늘어나는 거지요? 그런데 치료적으로 보면 이건 거의 180도 다른 말이에요."

하지 않는 것이 무엇이 중요한가? 하지 않고 무엇을 하느냐가 중요한 것이 아니겠는가? 이제 초점을 도박에서 일상으로 바꾸어야 한다.

"장 선생님, 도박을 안 하니 시간이 좀 남겠네요. 특히 주말은 여유가 좀 있겠네요. 그럼 뭘 하고 지내요?"

"그냥, 뭐 별로 하는 건 없는데요? 잠도 자고 텔레비전도 보고 심심하면 인터넷 들어가서 바둑도 두고 그렇게 보내는데요."

"차라리 도박을 해요."

다 같이 웃지만 그냥 웃자고 하는 소리가 아니다. 도박을 안 하는 것이 무슨 의미가 있는가? 도박을 정말로 끊었다면 그 시간만큼 다른 의미 있는 변화가 일어나야 하는 법이다.

도박을 끊고 나면 집에서 뒹굴면서 종일 게임이나 바둑만 하는 경우가 있다. 사실 도박을 하는 것보다야 나으니 가족들도 참고 있지만 이런 경우는 오래지 않아 재발할 가능성이 크다.

도박을 끊었다고 모두 회복되는 것은 아니다. 다른 건강한 자극 없이, 도박과 유사한 자극에만 몰입하고 있다면 혹시 다시 도박을 할 준비 과정에 있는 것은 아닌지 의심해볼 필요가 있다.

안 한 것과 못 한 것

"박 군, 도박 안 한 지 얼마나 됐어요?"

"예, 석 달 동안 안 했습니다."

"사실이 아닌데."

"아니, 정말로 안 했습니다."

박 군은 억울하다는 표정이다.

"박 군, 앞으로 도박 안 한 지 얼마나 됐는가 하는 질문을 받으면 지금처럼 대답하면 안 돼. 이렇게 대답해야 돼요."

"선생님, 도박 못 한 지 석 달 되었습니다."

무슨 차이인지 알겠는가? 안 한 것과 못 한 것, 이건 하늘과 땅 차이다. 많은 도박중독자들은 자신이 도박을 안 했다고 생각한다. 천만의 말씀이다. 큰일이 터졌는데 어찌 도박을 한다는 말인가? 돈이 있을 리가 없다. 가족은 감시하고 잠시의 틈도 주지 않는다. 물론 이때는 도박 생각도 잘 안 나는 법이지만 안 한 것이 아니고 못 한 것이다. 이걸 구별할 수 있어야 치료적인 의미가 있다.

"박 군, 스포츠 도박을 많이 했지요? 주 종목이 뭔가요? 야구? 좋아요. 그럼 한국시리즈를 한다고 칩시다. 내가 좋아하는 팀이 올라갔어요. 생각만 해도 가슴이 두근거리지요. 내일이 경기 날이야. 근데 오늘 시간도 많고 한가해서 PC방에 갔는데 옆자리에서 한 아저씨가 사설 사이트에 들어가 베팅을 하고 있네. 근데 내 주머니에는 아무도 모르는 돈 50만 원이 우연히 있다고 가정해봐요. 이걸 다 날려도 아무도 몰라. 아무 문제도 안 생겨요. 박 군, 어떨 것 같아요? 정말로 그런 상황에서도 안 할 수 있을까요?"

안 한 것과 못 한 것을 구별해야 한다. 치료는 여기서도 한 발 더 나아가야 한다. 결국 안 하는 것이 하는 것보다 더 좋은 단계가 되어야 치료적인 단계다. 물론 여기까지 가기에는 엄청난 시간과 노력이 필요하지만.

못 하는 것 〈 안 하는 것 〈 안 하는 것이 더 좋은 것

저자들의 이 기법은 어느 알코올중독 책자에서 차용한 것이다. 도박중독클리닉을 시작할 무렵, 치료기법을 배우기 위해 답답한 마음에 알코올중독에 대한 책을 많이 보았는데 대부분의 책이 이론적인 것이라 실제 임상에서는 큰 도움이 되지 못했다. 그때 눈을 번쩍 뜨이게 한 책이 '천주의 성 요한 알코올 치료센터'에서 발간한 《회복에 이르는 길》이었다.

그 책의 서문에 나오는 글을 참고로 올려본다. 알코올중독자의 이야기지만 의미가 깊다.

치료 시작 단계

지금은 술을 마실 수 없어요. 주위에서 모두들 못 마시게 하니까요.

치료 중간 단계

앞으로는 술을 마시지 않겠습니다. 너무 무서운 피해를 준다는 것을 배웠으니까요.

치료 마무리 단계

이제는 술을 마실 필요가 없어요. 술 없이도 잘 살아갈 수 있으니까요.

오늘
하루만

여기서 함께 1주간의 계획표를 짜보자. 사실 중독자들은 매일 계획표를 짜야 하지만 이건 현실적으로 좀 어려움이 있으니 그냥 한 주간의 계획표라도 짜보자.

중독은 '오늘 하루 버티기'가 목표다. 먼 목표를 세울 이유가 없다. 딱 오늘 하루면 된다. 회복 중인 알코올중독자의 목표는 '오늘 하루만 참기'다. 이게 모여서 한 주가 되고 한 달이 된다. 긴 목표를 설정하면 엄두가 안 난다. 도박도 마찬가지다. 좀 길게 잡아서 이번 한 주만 참는 훈련을 하자. 그러면 일단 계획표부터 작성해야 한다. 막연히 가지 말자는 말은 별 의미가 없다.

경마가 열리는 금요일부터 주말을 어떻게 보낼지 아주 구체적으로 실행 계획을 세운다. 일요일 오후가 되면 아내와 함께 지난주 계획표를 점검하고 얼마나 잘 달성했는지, 달성하지 못한 부분이 있다면 왜 못했는지 함께 분석하고 새로운 한 주의 계획도 세운다. 도박만큼은 아니지만 꽤 흥미 있는 자극이라고 스스로 이야기한다. 다음은 경마중독자가 실제로 작성해온 주말 계획표다.

날짜	시각	계획	달성 여부	비고
12월 15일(토)	8:00	기상		
	10:00	친구 결혼식 준비		
	12:00	웨딩카 등		
	14:00	결혼식		
	16:00	인천공항 Ride		
	18:00	상동		
	20:00	고교동창들과 저녁		
	22:00	상동		
	0:00	귀가		
12월 16일(일)	6:00	기상		
	8:00	아이스하키 연습(안양)		
	10:00	상동		
	12:00	직장 동료 결혼식		
	14:00	상동		
	16:00	회사에서 업무 정리		
	18:00	홍대 앞에서 지인과 저녁		
	20:00	목동에서 아이스하키 시합		
	22:00	상동		
	0:00	귀가		

계획을 세울 때는 몇 가지 고려해야 할 사항이 있다.

지킬 수 있는 계획을 세운다.

방학만 되면 세웠던 황당한 일과표를 기억하기 바란다. 밥 먹는 시간을 빼고 나머지 시간은 전부 다 공부하기로 한 그 시간표를 지킨 적이 있던가? 아무 의미 없는 계획표다. 100% 지킬 수는 없겠지만 현실적으로 지킬 수 있는 계획을 짜는 것이 좋다.

가능한 한 재미가 있거나, 의미가 있거나, 뇌에 긍정적 자극이 될 수 있는 계획을 넣어라.

20대 후반의 젊은 중독자가 아이스하키 동호회에 가입했다. 일단 속도감이 엄청 빠른데 도박할 때 오는 절정감(high)과 비슷하단다. 승부사 기질도 있으니 이길 때 짜릿한 기분도 들고. 이처럼 도박 대신 뇌에 도파민을 올릴 다른 대안을 마련할 필요가 있다. 물론 자신에게 가장 잘 어울리는 대안이 필요하다.

도박과 연관된 시간에는 더 철저히 계획을 만들라.

시도 때도 없이 아무 때나 도박을 하는 경우는 예외지만 평소 정해진 시간에 도박을 하는 경우도 많다. 경마, 경륜, 경정은 정해진 날짜가 있고, 직업이 있는 경우라면 주중에는 카지노를 가기도 어렵다. 이런 경우에는 주말 계획을 아주 구체적으로 짤 필요가 있다.

"종교를 가지면 치료에 도움이 되지 않을까요?"

이런 질문을 많이 받는다. 여러분 생각은 어떤가?

"결혼을 하면 정신 차리고 좋아지지 않을까요?"

이런 질문을 하는 어머니도 종종 만난다.

"어머니, 그런 고민 하지 마세요. 이게 도박 치료에 좋은가 아닌가 고민이 될 때는 그냥 보통 사람들 생각하면 됩니다. 보통 사람들도 종교를 갖는 게 좋지요? 결혼은요? 도박중독자에게도 똑같아요."

사실 영성은 중독 치료에 엄청난 힘을 가진다. 회복과 치유를 이야기할 때 꼭 영적인 성장이 이루어져야 한다고 말한다. GA의 여러 계명에도 영성이 묻어 있다. 이 부분에 대해서는 '중독과 영성'을 다룬 여러 책자를 참고하기 바란다. 이미 알코올중독과 영성에 대해서는 많은 연구와 책자가 나와 있으므로 여기서는 다루지 않고 넘어갈 생각이다.

자리가 사람을 만든다

추가로 권할 것이 있다. 종교를 가지거나 모임에 참석할 때 저자들은 가능하면 '한 자리'를 맡을 것을 권한다. 단, 돈을 만지는 자리는 예외다.

예를 들어 교회에 나가게 되었다고 치자. 매주 예배를 드리고 오는 것도 나쁘진 않지만 경험상으로 볼 때 오래 버티기 힘들다. 처음에는 여러 가지 이유로 열심히 나가는 것 같지만 조금만 지나면 재미도 없고 지루해진다. 슬슬 빠질 구실만 찾는다. 그럼 어떻게 하면 더 잘 살아남을까? 가능하면 빨리 한 자리를 맡으면 된다.

사람들, 특히 대한민국 남자들은 참 묘하다. 자리를 주면 그 자리에 걸맞게 행동하기 위해 애를 쓴다. 어느 정도 시간이 흘러 교회에 적응이 되면 빨리 집사 직분을 받든, 찬양대를 들어가든, 교사를 하든 한 자리를 맡는 것이 좋다. 그래야 생존의 가능성이 높아진다. 사찰도 마찬가지, 성당도 다를 바 없다.

GA에 가보면 이 사실이 명확해진다. 별 흥미가 없이 참석하다가도 어느 정도 시간이 지나 모임의 총무가 되면 남들보다 더 빨리 나와서 준비를 하고 있다. 이게 별것 아닌 것 같지만 중독자에게는 큰 의미가 있다. 일종의 중요한 역할이 생기는 것이다.

다른 중독자를 위한 봉사를 함으로써 회복의 최종 단계에 다다르는 중독자들이 있다. 중독 회복을 위한 상담을 해주는 상담자들 가운데는 과거 자신이 중독자였던 사람들이 있다. 일종의 '회복 상담자'다. 이는 회복 중에서도 최고의 회복이요, 치유다.

집단치료를 받고 지금은 회복 상담자가 된 분이 최근 보내온 편지를 요약해서 소개해 보겠다. 본인의 동의를 받은 것이다.

> 박사님께 진료를 받고 집단치료까지 마무리했던 기억이 납니다.
> 이혼 후 어려운 시간을 보내다가 다시 단도박을 시작했고 센터의 도움으로 학위도 받고 최근 정규직 전문상담사가 되었습니다.
> 지금은 아내와 아이들하고 같이 잘 지내고 있습니다. 박사님께 치료받은 기억이 큰 축복이요, 큰 자산으로 남아 있습니다.
> 박사님의 수많은 환자 중에 단도박 열심히 하고 잘 살려고 노력하는 사람도 있다고 말씀드리고 싶었습니다.
> 이제 저도 도박중독자에게 희망이 되고 싶습니다.

집단치료나 GA에서도 단계는 다르지만 비슷한 일이 벌어진다. 집단치료 중에 어느 날 한 명이 결석을 하면 다른 참석자들도 표정이 좋지 않다. 좋은 집단의 경우에는 그 시간을 마치고 나면 누군가가 결석생에게 연락을 한다. 왜 안 나왔는지, 다들 궁금해하고 걱정한다는 등의 이야기도 나누고, 심지어 직접 찾아가서 설득하고 다음 시간에 데리고 나온 경우도 있다. 그때 도움을 준 중독자의 표정을 보면 어떤 회복 프로그램보다 누군가를 위한 봉사가 치료적 의미가 크다는 것을 알 수 있다.

GA에서도 이런 일은 흔하다. 재발한 것 같다는 부인의 전화가 오면 협심자들이 출동을 한다. 놀랍게도 중독자들은 의사나 상담사의 말보다는 선배, 경험자의 말을 더 신뢰하는 경향이 있다. 설득하고 위로하고 다시 모임에 나오도록 권한다. 이는 재발한 협심자를 위한 길이기도 하지만, 도움을 준 자기 자신의 회복에도 큰 힘이 된다.

누가 살아남는가?

2002년 모건Morgan 등이 수행한 스무 마리의 원숭이를 대상으로 한 코카인 연구가 참 흥미롭다. 원숭이를 한 마리씩 생활하게 하고 도파민을 측정했다. 그리고 석 달이 지난 다음에는 네 마리씩 한 곳에 살도록 만들었다. 그랬더니 자연스럽게 네 마리 중 한 마리가 대장 노릇을 한다. 세상 어디나 비슷한 일이 벌어지나 보다.

집단생활 후 도파민을 측정해보니 대장의 뇌에서는 도파민이 증가했고, 부하들은 오히려 도파민이 감소했음을 알 수 있었다. 여기서 더 놀라운 사실이 있다. 이들에게 코카인을 주면 어떤 일이 벌어질까? 놀랍게도 부하들이 코카인에 열광하는 데 비해 대장 원숭이는 시큰둥한 반응을 보인다. 놀랍지 않은가?

부하들을 돌보며 나름 대장 노릇을 하느라 이것저것 관심을 두며 역할을 하다 보니 굳이 코카인으로 도파민을 올릴 이유가 없어진 것이다. 정말 놀랍다. 이와 유사한 연구가 많은데 결국에는 사회적인 역할을 하는 사람이 살아남는다는 뜻이다. 이 연구가 우리에게 시사하는 바가 크다.

6주 요약

초점을 바꿔라.
하는 시간을 줄이기보다 하지 않는 시간을 늘려라. 둘은 전혀 다른 말이다.

안 한 것과 못한 것을 구별하라.
안 한 것이 아니라 못한 것이다. 못한 것이 아니라 안 한 것이 되어야 치료가 된 것이다.

하지 않는 것이 중요한 것이 아니다.
하지 않고 무엇을 하느냐가 핵심이다.

오늘 하루에 초점을 맞춰라.
너무 긴 목표를 세우지 말라. 오늘 하루의 계획표를 세우고 오늘 하루만 끊으면 된다.

자리가 사람을 만든다.
의미 있는 역할이 주어져야 살아남는다.

숙제

- 이번 시간 배운 것을 복습하기
- 도박 이외에 할 수 있는 대안 5가지 이상 적어오기

일곱 번째 시간

가족을 위한
치유의 시간

그렇게 하고 싶을까?

가족들은 쉽게 이해하기 어려울 것 같다. 아무리 도박중독이 병이라고 설명을 해도 가족들이 쉽게 가슴으로 받아들이기는 어렵다. 두 시간 동안 가족 교육을 받고 나가면서 어느 어머니가 툭 던진 한마디가 인상적이다.

"그래도 마음만 먹으면 끊을 수 있을 텐데…."

치료자 입장에서는 답답한 노릇이지만 그런 반응을 어찌 탓할 수 있으랴.

도박이 얼마나 재미있는지, 얼마나 하고 싶은지, 중독자에게는 얼마나 절박한지를 보여주는 재미있는 사례가 있다. GA 연수에서 어느 중독자의 아내가 들려준 사연, 모두들 웃었지만 다들 비슷한 경험이 있으리라.

결혼한 지 몇 년, 남편이 주말만 되면 일이 많다면서 양복을 입고 출근을 한다. 처음에는 그런가 보다 했지만 어떻게 1년을 계속 주말에 출근을 한다는 말인가? 아무래도 이상한 느낌이다. 토요일 아침 또 출근을 하겠다고 나서는 남편을 붙들고 간곡하게 설득했다. 제발 오늘은 집에서 가족과 함께 시간을 보내자고. 한참을 고민하던 남편이 알았다면서 양복을 벗고 다시 들어온다. 오전 내내 집에서 안절부절못하고 서성이던 남편이 한마디 한다.

"나 답답해서 바람도 쐴 겸 쓰레기 버리고 올게."

반바지에 러닝 차림, 슬리퍼를 끌고 쓰레기봉투를 들고 나가는 남편이 사라질 거라고는 상상도 못했다. 그길로 경마장을 간 것이다.

"경마장 가서 보세요. 혹시 반바지와 러닝 차림에 슬리퍼 끌고 나온 인간이 있으면 다 그런 인간이에요."

다들 한바탕 웃었지만 그게 중독자의 현실이다. 얼마나 하고 싶었으면, 얼마나 생각이 났으면 그렇게까지 행동을 하겠는가? 일단 그걸 이해하고 인정해야 대책이 생긴다.

당신 탓은 아니지만…

당신의 남편이, 당신의 아들이, 당신의 아내가 도박에 빠져 있다면 그건 당신의 책임이 아니다. 그러나 안타깝지만 도박을 계속하게 되는 데는 가족의 태도가 영향을 미치기도 한다. 당신의 잘못은 아니지만 당신의 변화가 도박중독자의 회복에 도움이 될 수 있으니 이 시간은 중요한 시간이다.

실제 집단치료 시에는 가족이 따로 2시간 교육을 받는다. 앞서 중독자들이 배운 것같이 도박중독이 질병이라는 사실도 배우고 그들이 왜 그렇게 빠져나오지 못했는지에 대해 이해하는 시간이다. 중독자들에 대해 이해하는 시간이기도 하지만 사실은 중독자의 병보다 가족의 병이 더 심각하고 깊다는 사실을 인식하는 순간이기도 하다.

우선 가족이 모이면 그간의 수고에 대해, 힘들었던 중독자 가족으로서의 시간에 대해 서로 마음을 열고 위로의 시간을 가진다. 그리고 중독자들이 보내온 편지를 나누어주고 읽는 시간을 가진다. 잠시지만 모두들 마음에 위로의 시간이 된다. 대표로 한 가족이 중독자가 보내온 편지를 읽는데 다들 눈물바다가 된다. 아직 편지 내용을 그대로 믿을 수는 없지만 그래도 큰 변화가 아닌가!

이제 본격적으로 가족치료의 시간이다.

"김 여사님, 오늘 여기 오시면서 무슨 생각이 들었어요?"

"마음이 복잡하네요. 그 인간이 그래도 여기라도 꾸준히 참석하니 고맙다는 생각도 들지만, 그동안 살아온 과정이 억울하기도 하고요. 앞으로는 또 어떨지 걱정이 되기도 하네요."

"혹시 이 방을 들어오면서 부끄럽다는 생각은 안 들었어요? 우리가 입구에 '도박중독자 가족 모임'이라고 크게 써 붙여 놓았는데요."

"사실 들어오면서 좀 놀랐습니다. 좀 쪽팔리기도 하고요."

"모두들 웃지만 비슷한 심정일 것 같습니다. 사실 일부로 크게 써 붙였어요. 혹시 내가 도박중독자의 가족이라는 사실이 창피하다는 생각이 든다면 아직 멀었다, 치료할 때가 아니다, 그런 의미예요."

중독자가 스스로 도박중독자임을 인정하기 어렵듯이 가족도 비슷한 마음인 경우가 많다. 스스로 도박중독자의 가족임을 시인하고 받아들이기가 쉽지 않다. 얼마나 자존심 상하는 일이겠는가?

그래도 이제 그 사실을 수용하고 인정해야 중독자의 치료에도, 가족의 회복에도 도움이 된다. 더 이상 부끄러워하고 숨기려는 태도에서는 벗어나야 한다는 말이다. 그리고 할 수 있는 일과 할 수 없는 일을 명확히 구별하고, 할 수 있는 일, 해야 할 일에 초점을 맞추어야 한다. 쓸데없는 일, 고민해도 소용없는 일을 가지고 고민할 이유가 없다. 그러면 진짜 고민해야 할 문제에 집중할 수가 없다. 여기에 대해서는 《신영철 박사의 그냥 살자》나 마크 맨슨의 명저 《신경 끄기의 기술》을 읽어보시기 바란다. 수용이 해결의 출발이다.

우선 가족에 대한 몇 가지 지침이 있다.

- 홀로 선 자만이 남을 도울 수 있다.
- 하지 말라는 말은 하지 말라.
- 공동의존에서 벗어나라.
- 관심의 초점을 바꿔라.

사실 가족들이 가장 힘들어하는 것은 중독자의 태도다. 현실적으로는 빚 문제, 돈 문제가 우선적으로 극복해야 할 과제이지만 중독자의 태도는 가족을 절망의 늪으로 떨어뜨린다.

"장 선생님, 병원 올 때 뭐 타고 왔어요?"
"오늘은 좀 늦을 것 같아서 택시 타고 왔습니다."
"아니, 아직 빚도 수억이 남았다면서요. 근데 택시를 타고 와요?"
"아이 참, 선생님도. 그거 만 원 아낀다고 뭔 도움이 되겠어요?"

이 대화를 듣고 무슨 생각이 드나요? 들어보면 틀린 말은 아니다. 만 원 아껴서 언제 수억을 갚겠는가? 문제는 태도다. 가족에게는 돈 만 원의 문제가 아니다. 그가 현실을 바라보는 태도에 절망을 느끼는 것이다.

실제 외래 진료를 보다 보면 비슷한 경우가 많이 생긴다. 남편과 함께 온 어느 부인의 말이다.

"선생님, 이게 말이 됩니까? 이 선생이 지난주 10만 원만 달래요. 어디에 필요한지 물으니 친구가 상을 당해서 부조해야 된답니다. 친한 친구라고. 우리 형편에 무슨 10만 원을 하냐고 하니까, 꼭 해야 된답니다. 지난번 어머니 돌아가셨을 때 10만 원 받았으니 10만 원 안 하면 그 친구가 섭섭해할 거라면서요. 자기 체면만 생각하지 우리 가족들 형편은 조금도 생각을 안 하네요. 돈이 없어서 애가 다음 주 수학여행도 못 가는 판에 이게 말이 됩니까?"

아직 멀었다는 뜻이다. 이 선생의 마음도 이해는 간다. 사회생활을 하다 보면 체면을 차려야 할 때도 있다. 받았으면 그만큼 돌려주는 게 우리 문화이기도 하다. 그런데 지금은 비상시국이다. 이 상황에서 아직도 체면 따지고 어쩌고 하면 멀었다는 뜻이다. 친구에게 솔직하게 이야기하고 양해를 구하는 것이 답이다. 이게 힘든 일인 줄은 안다. 그러나 그런 태도를 보이지 않는다면 가족의 신뢰를 얻기 어렵다. 결코 돈의 문제가 아니다. 이런 작은 태도 하나에서 가족들은 절망하기도 한다는 사실을 명심해야 한다.

많은 중독자들은 자신이 돈을 잃었기 때문에 아내가 저렇게 난리를 친다고 생각한다. 그러니 내가 한 방에 깔끔하게 해결해줄 거라고 큰소리를 뻥뻥 친다. 이게 아내의 속을 더 긁는다는 사실을 이해하지 못하는 경우가 많다.

"이 선생님, 아내 분은 이 선생님이 도박으로 돈을 1억 잃었다고 저러는 게 아니에요. 극단적으로 생각해 봅시다. 이 선생님이 사업하다가 1억을 잃었다고 칩시다. 열심히 노력했지만 사정이 안 좋아서 1억을 날렸어요. 상황은 똑같잖아요? 아내 분의 태도가 어떨 것 같아요?"

물론 돈을 1억 잃었다는 사실은 충격이지만 아내들의 반응은 천지 차이다. 단순한 돈의 문제가 아니라 과정의 문제, 더 나아가 태도의 문제라는 사실을 중독자들이 꼭 이해하기 바란다. 돈 따서 가져다준다고 아내의 태도는 변하지 않는다.

홀로 선 자만이 남을 도울 수 있다

GA 가족모임에 가보면 제일 중요한 교훈이 있다.
'홀로 선 자만이 남을 도울 수 있다.'
안타깝지만 중독자의 가족들, 특히 아내들은 심각한 정서적 상처를 입는다. 물론 이런 상처는 결국 심각한 신체적 질병으로 연결되기도 한다. 여기서 잠시 중독자의 가족들이 겪는 어려움에 대해 알아보기로 하자. 사실 꼭 도박중독자뿐만 아니라 대부분의 다른 중독자 가족도 비슷한 어려움을 겪는다. 도박의 경우 여기에 돈 문제가 있으니 현실적으로 더 큰 어려움이 더해지는 것이다.

중독자의 아내들이 흔히 겪는 정서적, 신체적 어려움은 다음과 같다.

화병, 분노
두통, 소화불량, 가슴 통증 등 다양한 신체 증상이 동반되면서 감정 조절이 어려워진다.

우울증, 절망
평생 이렇게 살아야 하나 하는 생각으로 사는 게 의미가 없어진다.

불신과 불안
남편이 하는 말을 믿을 수가 없다. 거짓말을 하면서 도박을 하고 있는 것 같다.

경제적 부담, 이혼 위기
아이들을 다 책임져야 하는 양육의 부담이 크다.

사회적 위축
친구들도 멀리하고 동네에서 사람들을 피한다.

죄책감, 그리고 자존감 저하
남편이 잘못한 일인데도 자기가 무언가를 잘못한 것 같은 죄책감과 자신이 할 수 있는 것이 없다는 무력감으로 자존감이 낮아진다.

도박중독자의 아내나 남편, 가족들은 할 수 있다면 도박중독에 대한 공부를 하는 것이 좋다. 아쉽게도 최근에는 도박중독자나 가족이 보면 도움이 되는 책이 나온 것이 별로 없다.

지금은 절판이 되어 아쉽지만 린다 버만Linda Berman과 메리 엘렌 시걸Mary-Ellen Siegel이 공저한 책으로 2011년 마사회 상담소의 김한우 선생이 번역한《도박에 빠진 가족 구하기》에 보면 도박중독자는 반드시 단서를 남긴다고 말한다. 아주 미묘한 변화지만 가족들이 알아차릴 수 있는 변화다.

- 수입과 자산의 불일치
- 돈이나 자산이 사라지거나 갑자기 다시 나타나는 것
- 돈에 대한 비밀
- 자산, 수입, 비용에 대한 애매모호함이나 얼버무리기
- 설명되지 않은 빚, 청구서
- 가족이 모르는 대출
- 가족이나 친구에게 갑자기 돈을 요구하는 것
- 저축한 돈이 줄어드는 것
- 주식을 팔고 재투자하지 않는 것
- 장비나 보석이 사라지고 도둑맞았다고 하는 것
- 누군지 알 수 없으나 화가 난 전화나 문자메시지

이것 말고도 더 많을 것 같다. 뭔가 이상한 신호가 자꾸 발생한다면 혹시 도박 문제가 아닌지 의심해볼 필요가 있다. 재발의 신호를 알아차리는 데도 도움이 된다.

《도박에 빠진 가족 구하기》에서는 비록 도박중독자가 도박을 계속할지라도 가족이 재정적, 정서적, 법적으로 회복하는 방법에 대해 이야기하고 있다. 결론은 간단하다. 중독자와 무관하게 잘 살아갈 준비를 하라는 이야기다. 당연하지만 재정적인 완벽한 독립을 강조하고 있다.

도박중독에 대해서는 여러 경로를 통해 공부하는 것이 좋다. 요즘은 인터넷이나 유튜브 등에도 가족이 보면 도움이 될 자료가 많다. 부록에 소개하겠지만 공신력 있는 정부 기관에서 제공하는 정보도 많으니 꼭 참고하기 바란다.

돈 문제는 앞서 배우기도 했지만 그냥 '돈줄을 차단하고 내 돈은 내가 지킨다'고 생각하면 된다. 더 심각한 재정적, 법적 문제는 이 분야 전문가의 도움을 받으면 된다.

미국에서 만난 도박중독자들은 참 이상했다. 우리로 치면 그냥 오락 수준의 도박인데 치료를 받으러 자기 발로 걸어서 병원을 온다. 도무지 이해가 안 된다. 그러나 속을 잘 들여다보면 우리와는 환경적인 차이가 있음을 알 수 있다. 미국에서는 일반적으로 자신의 돈이 다 떨어지면 더 이상 도박을 지속하기가 어렵다. 자신이 가진 물건을 팔거나 대출까지 끝나면 돈을 구할 방법이 별로 없다. 사기를 치거나 도둑질하는 것 외에는 뾰족한 수가 없다. 심지어는 아내의 돈을 몰래 가져가는 것조차 어렵다. 부부간에도 내 것, 네 것이 명확한 경우가 많아서다. 결국 도박을 계속하면 파산한다는 뜻인데 이건 곧 노숙자가 된다는 것과 같다. 당연히 두려움이 크고 빨리 문제를 인식하게 된다. 우리보다 빨리 바닥을 친다는 뜻이다.

우리는 어떨까? 신용불량? 파산? 걱정할 것 없다. 순종적인 아내와 마음씨 좋은 어머니가 있지 않은가? 심지어는 자신이 대출받아 도와주는 우애 깊은 형님도 있다. 이러니 두려울 게 뭐가 있겠는가? 우리의 이런 멋진 가족들이 안타깝게도 도박에는 부정적으로 작용하고 있음을 분명히 이해했으면 좋겠다.

내가 바뀌는 것이 우선이다

자신이 힘들면 작은 자극도 전부 스트레스가 된다. 평소 같으면 그냥 웃고 넘길 이야기도 전부 스트레스로 작용하게 된다. 늘 긴장하고 있는 상황, 이때 뭔가 자극이 왔다고 가정해보라. 그냥 반응이 나가버린다.

남편을 바꾸는 것이 물론 최선이지만 우선 나부터 바뀌어야 한다. 내가 우선 힘을 차리고, 내가 안정을 얻고, 내가 편안해져야 중독자와 싸울 힘이 생긴다. 내가 힘들면 스스로는 물론이고 중독자에게도, 아이들에게도 도움이 되지 않는다.

아이들에게 감정을 폭발시키고 나서 자책하며 힘들어하는 중독자의 아내들이 많다.

"선생님, 저 어떻게 해요? 딸이 학교에서 뭐가 필요하다고 돈을 좀 달라는데 저도 모르게 그냥 소리를 지르고 말았어요. 내가 돈이 어디 있냐고, 돈 필요하면 그 잘난 아빠한테 달라고 하라고. 고래고래 소리를 지르고 나니까 갑자기 정신이 드는데 애가 멍하게 서서 저를 바라보더니 울더라고요. 얼마나 미안하던지, 둘이 붙들고 한참을 울었네요."

흔한 광경이다. 아내도 아이도 어찌 병이 깊어지지 않겠는가?

우선 필요하면 아내는 도움을 받으시라. 잠을 못 자고 불안해서 생활에 지장이 있으면 가까운 정신건강의학과를 찾아 치료부터 받는 게 좋다. 내가 힘들면 대책이 없다. 결국 아이들의 정서에도 심각한 문제가 생기기 쉽다. 잠시 중독자에게서 마음을 분리하고 자신에게 신경을 쓰는 것이 현명하다. 지치고 우울하면 시야가 좁아지고 현명한 대응책을 마련할 여유가 없다.

GA의 가족모임에 참여하는 것도 좋은 방법이다. 창피해할 것 없다. 다시 말하지만 남편이 도박에 빠지게 된 것은 당신 잘못이 아니다. 안타깝지만 어디 가서 하소연하며, 어디 가서 대책을 논의하고, 어디 가서 중독자와 함께 사는 방법을 배우겠는가? 그곳에는 이미 선배들이 있다. 가서 그들의 표정을 잘 보시라. 그들이 어디에서 희망을 얻는지를 똑똑히 보고 듣고 배우는 것이 좋다. 물론 중독자와 함께 간다면 최선이지만 아직 그런 단계가 아니라면 혼자라도 참석해보면 좋다. 이미 당신과 비슷한 형편에 있는 사람들이 그곳에 있을 테니까.

이제 극단적으로 말하자면, 남편이 없어도 아이들과 함께 살아갈 대책을 마련하기 시작해야 한다. 물론 이혼하라는 소리는 아니다. 그건 천천히 생각하시라.

할 수 있다면, 상황이 된다면 스스로 생활비를 벌 생각도 하는 것이 좋다. 늦은 나이에 다시 일할 곳을 찾는 일부터가 만만치 않겠지만 그래도 시도를 해야 한다. 일단 자신과 아이들이 기본적으로 생활이 가능해야 상대를 바꿀 힘이 생기는 법이다.

하지 말라는 말은 하지 말라

중독자들에게는 '하지 않겠다는 말을 하지 말라'고 가르쳤다. 이제 가족들에게는 '하지 말라는 말을 하지 말라'고 권유한다.

"정 여사님, 하지 말라는 말 많이 했지요? 그러니까 안 하지요?"

"아이고, 무슨 말씀, 귀가 따갑도록 했지요. 저 인간이 그걸 들을 리가 있나요? 10년을 울고불고 도박하지 말라고 해도 소용이 없어요. 안 한다는 각서도 수도 없이 받았지요. 한 번만 더 하면 전 재산을 다 저에게 주고 이혼한다는 각서도 수도 없이 받았고요. 재산도 이제 없지만."

"효과가 없다는 말이지요? 근데 왜 똑같은 말을 계속해요? 이제 전법을 좀 바꿔요. 효과도 없는 것에 매달리지 말고."

감시는 효과가 있을까? 급성기 때야 어쩔 수 없이 감시하게 된다. 그러나 길게 생각하면 예후에는 아무런 영향을 미치지 못한다. 회사에까지 따라간 어머니가 있다. 농담이 아니고 진짜 있었던 일이다. 상사에게 부탁해서 매일같이 출근하고 사무실에 의자를 놓고 앉아 함께 근무 아닌 근무를 했다. 24시간 감시 체제를 발동했지만 안타깝게도 집단에서 제일 먼저 재발했다. 휴대폰을 들고 화장실 가는 것까지는 어찌하지 못했던 모양이다. 설마 화장실에서 베팅을 할 줄이야 상상이나 했겠는가? 무슨 상황인지 이해하셨으리라.

하지 말라는 말이 효과가 있으면 해야 한다. 감시가 효과가 있다면 해야 한다. 그러나 하지 말라는 충고가, 감시가, 각서가 효과가 있었으면 여기까지 오지도 않았을 것이다. 이제 그런 낡은 전법을 다 버려야 한다.

이혼한다는 협박 공갈도 한두 번이지 효과가 없다. 시간이 갈수록 약발이 떨어지는 것이 당연할 일, 정말 이혼하고 싶으면 그냥 하면 된다. 간단하다. 그건 말로 하는 게 아니라 행동으로 하는 것이다.

"선생님, 이제 저도 지쳐서 안 되겠습니다. 이제 여기서도 희망이 없으면 이혼하고 싶습니다."

옆에 있는 중독자는 별 반응이 없다. 수도 없이 들어본 소리이기 때문이다. 이미 중독자는 안다. 아내가 이혼하자는 소리는 결코 이혼하겠다는 말이 아니라는 사실을.

정말로 이혼을 하겠다고 하면 치료자는 말리지 않는다. 아니, 결코 말리고 싶은 생각이 없다. 그건 전적으로 배우자의 자유 선택 사항이니까. 그런데 문제는 중독자와 함께 찾아온 배우자들은 정말로 이혼할 생각은 거의 없다는 것이다. 여기까지 찾아온 이유가 무엇이겠는가?

"정 여사님, 이혼하세요. 저도 말릴 생각은 없어요, 근데 두 분이 같이 오신 거 보면 정 여사님도 뭔가 희망을 갖고 기대하고 있는 게 있다는 뜻이겠지요? 여기서 도박중독이 병이라는 걸 배웠으니 같이 병을 고치도록 노력해보고 안 되면 그때 이혼하지요 뭐. 그때는 저도 안 말리고 도와드릴게요. 그러니 이제 이혼한다, 이런 말 하지 말고 다른 전법을 좀 익혀봅시다."

"이 선생님, 아내가 울고불고 이혼한다, 도박하지 마라, 감시하고 그러면 안심해도 돼요. 근데 아내가 조용해지면 그때는 진짜 조심해야 돼요. 이제 진짜로 이혼을 결심한 건지도 몰라요. 농담처럼 이야기하는데 농담이 아니고 진짜예요. 도박 문제로 계속 싸우는 경우는 차라리 이혼할 확률이 적어요. 그런데 어느 날 아내가 조용해지고 이 선생님이 도박을 하건 말건 별 반응이 없다, 그러면 뭔가 심각한 일이 벌어지고 있을 가능성이 많아요. 이해하시겠어요?"

중독자들, 특히 젊은 친구들은 생각을 바꾸는 것이 좋을 것 같다. 30년을 쫓아다니는 전통적 아내는 이제 더 이상 현실에 존재하지 않는다. 시대가 변했다. 이제 다가올 세상, 아니 지금도 이미 그런 세상이 왔지만, 더 이상 아내들은 참지 않을뿐더러 더 이상 당신의 금고 역할을 하지 않을 거라는 사실을 명심하는 것이 좋겠다.

아내의 눈물, 그리고 치료의 동기

조 선생이 병원에 온 이유를 듣고 다들 웃었는데 웃을 일이 아니고 사실 눈물이 나는 이야기다.

학교 때 비록 아마추어지만 운동선수를 했던 조 선생, 체육교사로 있으면서 우연히 친구들을 통해 알게 된 스포츠 베팅. 처음에는 합법적인 스포츠 토토로 시작했지만 당연히 불법으로 넘어가고 돈을 잃었다. 퇴직금까지 미리 정산해서 다 날리고 나니 온 집안이 풍비박산이다.

아내가 울고불고 매달려도 요지부동, 욕하고 때려도 마찬가지, 한 방의 유혹에서 벗어날 수가 없다. 아무리 병원을 가자고 해도 눈도 깜짝 안 한다. 매일 새벽마다 외국 경기를 관전한다고 컴퓨터 앞에만 매달려 있으니 아내도 열불이 난다. 어느 날 아내가 가만 생각해보니 컴퓨터를 안방에 들여다 놓으면 어떨까 하는 생각이 들더란다. (그 당시는 스마트폰이 나오기 전이다.) 설마 내가 자고 있으면 새벽에 못 보겠지, 이런 생각으로 컴퓨터를 침실로 옮겼는데 효과 만점이다. 며칠간 조용하다.

그런데 여기서 물러설 조 선생이 아니다. 새벽, 아내가 잠든 것을 확인하고 조용히 컴퓨터에 이불을 뒤집어씌우고 이어폰을 끼고 숨죽여 관전을 시작했다. 얼마나 지났을까? 뭔가 느낌이 이상해서 조용히 이불을 열고 나오는데 정말 놀라서 기절하는 줄 알았단다. 자는 줄 알았던 아내가 이렇게 자신을 내려다보고 있는 게 아닌가? 너무 놀라 고개를 폭 숙이고 있는데 아무런 소리도 들리지 않는다. 분명히 욕을 하고 때리고 난리가 나야 정상인데 이게 무슨 상황이지? 한참을 고개를 숙이고 있는데 아내의 흐느끼는 소리가 들린다. 고개를 드니 아내가 자신에게 천천히 다가와 자신의 뺨을 쓰다듬으면서 이런 말을 하더란다.

"내 남편 불쌍해서 어떻게 해, 이 사람 불쌍해서 어떻게 해."

흐느끼면서 자신을 안아주던 아내, 그 말을 듣고도 병원에 오지 않으면 내가 진짜 '나쁜 놈'이라는 생각이 들더란다.

물론 모든 아내가, 가족이 이렇게 할 수는 없다. 모든 중독자가 아내의 이런 행동에 감동해 도박을 멈추지도 않는다. 이렇게 중독자를 대하지 못했다고 자책할 필요도 없다. 이 사례에서 우리가 무엇인가를 배울 수 있으면 족하다. 가끔은 잘못을 지적하고 직면하는 것보다 이런 측은지심이 치료의 동기가 될 수도 있다는 사실이다.

아버지의 훈계는
효과가 있을까?

가끔 첫 진료에 아버지가 따라오는 경우가 있다. 들어오면 치료자가 느껴지는 것이 있다. 혹시 교장선생님? 마치 얼굴에 그렇게 쓰여 있는 것 같다. 평생을 교직에 몸담으며 앞만 보고 정직하고 성실하게 살아온 아버지. 그 아버지의 눈에 아들이 어떻게 보이겠는가? 그 심정을 이해하고도 남는다.

면담을 마치고 나면 아버지에게 질문을 던져본다.

"아버님, 아들에게 좋은 말씀 좀 해주셨어요?"

"선생님, 이번 일이 있고 나서 제가 저녁마다 불러서 교육을 시키고 훈계를 합니다. 인생을 그렇게 살면 안 된다, 성실하게 열심히 살아야 된다, 세상엔 공짜가 없다, 제가 누누이 강조했지요."

과연 이게 효과가 있을까? 오히려 아들이 담을 쌓아버리지 않을까? 지은 죄가 있으니 듣고야 있겠지만 무슨 의미가 있을까?

그러면 감시도 하지 말라, 훈계도 하지 말라, 부모들은 어떻게 하라는 말인가?

"아버님, 이제 아들을 불러놓고 훈계하지 마시고 이렇게 이야기해 보세요. 아들아, 정말 미안하다. 네가 그렇게 힘들고 고통을 받았는지 몰랐구나. 도박한다고 수고가 많았구나. 그리고 그냥 한번 안아주세요.

다른 말씀은 하지 마시고요."

가끔 도박에 빠진 아들을 어떻게 대해야 할지 모르겠다고 하소연하는 부모들을 만난다. 사실 고민이 많을 것 같다. 이런 방법 저런 방법을 다 써도 안 되고 함부로 건드리면 폭발할 것 같고, 그래도 도박하는지 궁금하기도 하고 걱정이 되기도 하고 얼마나 복잡한 심정일지 이해가 간다.

"어머니, 그냥 보통 아들처럼 대해주세요."

이게 정답이다. 도박 빼고 그냥 보통 아들처럼 대하고 대화하면 된다. 도박에 대해서는 간섭도, 감시도, 훈계도 별 의미가 없다. 아들이 당뇨나 고혈압에 걸렸다고 생각해도 좋다. 그냥 치료나 열심히 받게 하고 나머지는 보통 아들로 대하는 것이 관계를 맺는 데 더 도움이 된다. 물론 도박할 환경은 차단하는 것이 우선이지만.

왜 이혼하지 않는가?

아내와 함께 오는 중독자의 경우는 그래도 아직 행복한 중독자다. 어느 정도 치료도 되고 치료자와도 관계가 맺어지면 농담처럼 한마디 툭 던져본다.

"오 여사님, 저 양반하고 왜 살아요? 도박꾼에다가 고집은 세고, 말도 안 듣고, 나 같으면 벌써 도망갔겠구먼."

웃으면서 한마디 던지면 열 명 중 아홉 명의 아내들은 똑같은 대답을 한다.

"선생님, 저 인간이 그것만 빼면 좋은 사람이에요."

정말 환장할 지경이다. '그것만 빼면 좋은 사람.' 웃기지만 눈물이 나지 않는가? 이게 희망이기도 하고 함정이기도 하다. 도박을 끊어도 나쁜 사람이면 같이 살 이유가 뭐가 있는가? 이것만 회복되면 좋은 사람이니 치료의 의미가 있고 희망이 있는 것이다. 이것 때문에 아내들이 10년, 20년을 끌려다니는 안타까운 경우도 많이 보지만.

어찌 되었건 그가 본성이 좋은 사람이라면 회복 후에 희망은 있는 것이다.

공동의존에서는 벗어나라

가족은 한 사람 한 사람이 모여 있지만 하나의 시스템처럼 함께 작동하는 유기체다. 공동의존co-dependence이란 한 사람의 중독 문제가 다른 가족에게 영향을 주게 되어, 다른 가족들이 중독자의 문제를 해결하고 현상을 유지하고자 다양한 형태의 새로운 역할을 부여받게 되는 병리적 현상이다. 이러한 가족의 변화는 결국 가족 전체에게 다양한 모습으로 피해를 낳게 한다.

공동의존병에 걸린 중독자의 가족은 자신도 모르게 무의식적으로 현상을 유지하기 위한 행동을 하게 된다. 오랜 기간 그 상황에 익숙해지면 누구든지 그럴 수 있다. 이해는 가지만 이제는 변해야 한다. 중독자뿐 아니라 자신을 위해서, 아이들을 위해서도 이게 맞는 길이기 때문이다.

중독자의 가족들은 변화를 두려워한다. 당연히 변화를 원할 것 같지만 그렇지 않다. 혹시 변화를 추구하다가 지금 유지되고 있는 이 평형마저 깨질지 모른다는 막연한 두려움을 안고 산다. 그건 지금 상황보다 어쩌면 더 최악일 수 있지 않겠는가? 그러니 알게 모르게 이 상황을 유지하기 위한 행동을 하게 마련이다.

술꾼의 아내가 특이한 행동을 보이는 경우가 많다. 매일 밤 술에 떡이 되어서 들어오는 남편, 소리를 지르고 싸우고, 욕하고, 심지어 때리기도 하고. 다음 날 아침에는 놀라운 일이 벌어진다. 바로 해장국으로 아침상을 차려준다. 도대체 이걸 어떻게 이해해야 하는가? 그렇게 마시지 말라고 구박을 하면서 해장국을? 그래도 측은지심이 발동하기 때문 아니겠는가? 술이 떡이 되었으니 저 인간이 아침에 얼마나 속이 쓰릴까? 그러니 내가 아침에 해장국이라도 끓여 주어야지. 이건 도대체 술을 마시라는 말일까, 마시지 말라는 말일까?

도박중독자의 가족들도 비슷한 행동을 많이 한다. 그렇게 구박을 하면서도 빚을 갚아준다. 도박 때문에 회사를 못 가면 대신 나서서 거짓말도 해준다. 사채업자에게 전화가 오면 놀랍게도 아내가 전화를 받아준다. 도박은 남편이 했지만 뒷감당은 알아서 다 해준다. 그러고는 원망하고 억울해하고. 생각과 행동이 전혀 일치하지 않는다. 이건 가족의 병이 심각하다는 이야기이기도 하고, 이 병으로 인해 도박 행동이 더 강화되기도 한다는 말이다.

사랑하되 강하게 사랑해야 한다. 사랑하지 말라는 말이 아니다. 빚을 못 갚으면 회사에서 쫓겨난다면 어머니는, 아내는 어떻게 하겠는가? 빚을 갚아주지 않는다고 사랑하지 않는 것이 아니다. 이제 중독자에게 맞는 제대로 된 사랑이 필요한 때다. 부드러운 사랑tender love에서 터프한 사랑tough love으로 방식만 바꾸면 된다. 이는 이제 막 중독을 공부하던 초기, 이해왕 선교사의 홈페이지에서 배운 이야기다. 이미 각종 중독 환자를 대하고 연구를 했던 분인데 이 기법을 비롯한 여러 기법이 많은 참고가 되었다.

관심의 초점을 바꿔라

남편의 도박 문제가 이 집안의 핵심 문제가 되면 안 된다. 남편의 도박 여부에 따라 온 가족의 기분이 왔다 갔다 하는 것도 결코 바람직하지 않다. 아내나 아이들의 관심사도 온통 남편과 아빠의 도박에 달려 있다면 결코 건강한 가족이 아니다. 도박 문제의 해결에도 도움이 되지 않는다.

어느 도박중독자 아내의 재미있는 고백이다.

10년을 울고불고 매달려도 소용이 없다. 심지어는 아이를 업고 도박장을 찾아간 적도 있다. 애들 봐서라도 꼭 집에 오라는 부탁, 물론 소용이 없다. 할 수 있는 모든 방법을 다 써봤지만 무용지물, 드디어 포기하기로 결심하고 나니 마음이 한결 가볍다. 도박을 하건 말건 이제 내 관심사가 아니다. 우린 우리끼리 잘 살겠다, 이런 결심을 하고 아이들과 나름 재미있게 지내도록 노력을 했단다.

어쩌다가 집에 들어온 남편이 아내와 아이들의 표정을 살핀다. 평소 같으면 난리가 났을 텐데 아내나 아이들이 아무런 반응도 없고 조용하다. 그냥 아내가 편안한 얼굴로 맞이하는 게 아닌가? 뭔가 좀 섬찟한 느낌이 든다. 방에 들어가 좀 있으니 거실에서 아내와 아이들의 웃는 소리가 들린다. 몇 년 동안 듣지 못했던 가족들의 웃음소리. 일찍 들어오라는 말을 한마디도 하지 않았는데 이 인간이 슬슬 일찍 들어오기 시작하는 게 아닌가? 아이들과 이야기를 나누고 있으면 옆에 다가오기도 하고.

"선생님, 진짜 이상해요. 그렇게 울고불고 매달릴 때는 눈 하나 깜짝 안 하던 인간이 포기하고 나니까 슬슬 바뀌네요."

"그건 포기가 아니고 수용이지요. 그 사람을 바꾸기 위해서 10년을 싸웠잖아요? 효과가 있었어요? 안 되는 걸 가지고 싸운 거예요. 장 여사님은 그 사람을 바꾸는 능력이 있어요? 아니, 없어요. 그걸 깨닫고 전법을 바꾸니 일단 본인 표정부터가 달라졌지요? 아이들 표정도 좋아졌지요? 그러니 집에 들어오면 그 양반도 마음이 좀 편할 거 아니겠어요?"

물론 좀 극단적인 상황이기는 하지만 아내의 포기, 즉 수용하는 태도가 중독자에게도 영향을 미쳤다는 사실은 분명한 것 같다.

우리 집의 가장 큰 관심사는 중독자의 도박 여부가 아니어야 한다. 물론 현실적으로 쉬운 일은 아니지만 그것이 우리 가족의 모든 관심사가 아니라는 점은 분명히 해야 한다.

도박중독자의 아이들

도박중독자의 아이들도 함께 고통을 겪는다. 앞서 설명한 대로 도박자 한 명이 문제가 생기면 가족 시스템 안의 모든 가족들이 어떤 형태로든 영향을 받게 되어 있다. 부모의 다툼과 갈등, 경제적 어려움 등으로 한창 밝게 자라나야 할 시기에 위축되거나 떨어진 자존감으로 우울해지기도 하고 학교에서도 기를 펴지 못한 채 조용한 아이로 힘없이 학교생활을 하기도 한다.

또 어떤 아이들은 부모의 돌봄을 받지 못하여 학교에서 문제를 일으키고 반항아로 성장하기도 한다. 반대로 어떤 아이는 집안의 어려움을 내색하지 않고 꽁꽁 숨기면서 오히려 성실하고 모범적인 생활로 칭찬을 받기도 하고, 장난을 많이 치면서 친구들과 어울리기도 하지만 사실은 내면의 불안과 우울감을 극복하고자 하는 방어적인 형태의 눈물겨운 노력의 모습이다. 이런 아이들은 성장한 후에 억압했던 내면의 감정을 비로소 느끼면서 우울증을 겪거나 대인관계의 어려움을 경험하는 경우가 많다.

자녀들에게 남편의 도박 사실을 알릴 것인가? 이건 사실 큰 고민거리 중 하나다. 그러나 결론부터 말하면 그냥 솔직하게 알리는 것이 정답인 것 같다. 물론 아이들의 나이나 상황에 맞게 하는 것이 좋다. 아주 어린 아이들이라면 굳이 구체적으로 알릴 필요는 없지만 사춘기가 넘어가면 같이 의논하는 태도를 보이는 게 좋은 것 같다.

사실 아이들은 이미 알고 있는 경우가 많다. 무슨 도박을 어떻게 했는지 구체적으로는 모르겠지만 우리 집에서 심각한 문제가 벌어지고 있고, 이게 아빠의 돈 문제와 연관이 있을 것이라는 짐작은 대부분 하고 있다. 이걸 가정 내 '공공연한 비밀 open secret'이라고 한다. 누구나 다 알고 있는 비밀이라는 뜻이다.

차라리 솔직하게 이야기하고 가정의 경제적 현실에 대해서도 의논하는 것이 좋다. 온 가족이 어떻게 이 문제를 벗어나야 하는지, 나는 어떤 역할을 해야 하는지 같이 의논하는 것이 건강한 가정이다. 물론 지금 도박을 끊고 열심히 회복하는 과정에 있다는 사실이 바탕이 되어야 함은 말할 필요도 없다.

도박중독은 유전이 되는가?

"김 선생님, 애들 좋아해요?"

당연히 도박에 빠지면 아이들에게 관심이 없을 것 같지만 결코 그렇지 않다. 물론 도박에 한창 빠져 있을 때야 머릿속에 온통 도박 생각뿐이지만.

놀랍게도 아내들도 비슷한 이야기를 할 때가 많다.

"이 사람이 애들은 끔찍이 좋아해요. 그런데도 어떻게 도박을 하는지 이해는 안 되지만요."

그래도 애들한테 관심이 있다는 걸 보면 좋은 사람인 건 확실한 것 같다.

"김 선생님, 당신 아들도 앞으로 도박중독자가 될 가능성이 많은데 괜찮겠어요?"

이렇게 치료자가 강하게 나가면 놀라는 사람도 있고 화를 내는 사람도 있다. 자신은 도박에 빠졌지만 애들이 도박에 빠지는 것은 견디기 힘들다. GA에서 강연을 하면 가장 많이 나오는 질문 중 하나가 도박중독이 유전이 되는지에 대한 질문이다.

"여러분이 이렇게까지 아이들에게 관심이 많은 줄 몰랐는데요."

농담을 던져보지만 그분들은 꽤나 심각하다.

도박중독은 유전이 되는가? 정답은 '예'도 맞고 '아니오'도 맞다. 이건 무슨 말인가? 사실 도박중독은 유전성 질환은 아니다. 아버지가 도박중독자라고 해서 아들이 도박중독자가 되는 것은 물론 아니다. 그러나 약간의 성향을 타고나는 것은 맞다. 순전히 의학적으로만 이야기하면 중독자의 자녀들은 3-4배 정도 성향을 타고난다고 보면 된다. 그러나 별로 걱정할 필요가 없다. 이건 도박중독자가 되는 데 아주 작은 영향일 뿐이다. 쉽게 말하자면, 일반적으로 도박중독자가 될 확률이 1%라고 치자. 그럼 중독자의 자녀가 중독에 빠질 가능성은 3-4%라는 뜻이다. 높다면 높고, 낮다면 낮다. 그러나 이 성향을 가지고 태어난다고 해서 모두 중독자가 되는 것은 아니다. 앞서 배웠다시피 중독의 발현에 관여하는 인자는 유전적 소질 외에도 무수히 많기 때문이다.

지금부터 어떻게 하느냐에 따라 자녀에게 중독 성향이 아닌 위대한 유산을 물려줄 수 있다. 집단치료 중 가족의 편지를 받는 시간이 있다. 이때 중독자의 딸이 보내준 편지. 자신의 저금통까지도 가져가 도박으로 탕진한 아버지, 그 아버지에게 보내온 고등학생 딸의 감동적인 편지다.

사랑하는 아빠에게

아빠 나, 아빠 딸 혜진이야. 내가 편지를 써서 놀랐지? 며칠 전 엄마가 와서 이야기하네. 아빠가 열심히 치료받고 있다고. 혹시 아빠한테 편지를 쓸 수 있겠는지 조심스레 부탁을 하네. 아빠, 한참을 망설이다가 펜을 들었어.

어린 시절의 아빠는 나의 멋진 친구였지. 아빠도 기억나지? 나를 목마 태워서 놀이동산에 갔던 기억, 아마 유치원에 다닐 때였겠지. 늘 다정하고 따뜻했던 아빠. 안타깝지만 내 기억은 거기서 멈추어 있어. 사실 그 이후에는 아빠와의 기억은 거의 없는 것 같아. 언제부터인지, 그저 나에게 무관심한 아빠, 늘 짜증스러운 엄마, 안타깝지만 내 기억에 남은 두 분의 모습이야. (중략)

몇 달 전 엄마로부터 아빠의 도박에 대한 이야기를 들었어. 어렴풋이 알고는 있었지만 그렇게 구체적으로 아빠의 도박 문제를 들은 것은 처음이야. 화도 나고 복잡한 감정이었지만 엄마한테 아빠가 열심히 치료받고 있다는 이야기를 들었어. 엄마도 교육을 받고 왔는데 도박중독이라는 병이 얼마나 어려운 병인지 잘 듣고 왔다고 해.

아빠가 얼마나 노력을 하고 있는지, 손가락을 끊어도 다시 한다는 도박에서 빠져나오기 위해 얼마나 눈물겨운 투쟁을 하고 있는지 잘 알게 되었어. 힘들겠지만 우리 아빠는 분명 할 수 있을 거라 믿어. 나도 열심히 공부해서 아빠의 기대에 어긋나지 않는 딸이 될 거야.

사실 늘 아빠에게 짜증을 내고 피해 다녔지만 늘 아빠는 나의 멋진 친구야. 내 마음속의 아빠는 늘 어린 시절 가족과 함께했던 따뜻한 아빠였으니까.

아빠가 힘든 과정을 어떻게 이겨내고 있는지 잘 듣고 있어. 나도 어려움이 생기면 좌절하지 않고, 도망치지 않고 아빠처럼 이겨내려고 노력할 거야. 이제 다시 예전의 우리 가족으로 돌아가 행복하게 사는 그날을 꿈꾸며.

아빠를 사랑하는 딸, 혜진이가

이 편지를 읽으며 아빠는 물론, 함께 참석했던 다른 중독자들과 치료진도 함께 눈물을 흘렸음은 말할 것도 없다. 자녀들에게 중독 성향은 다소 물려줄 수 있는 것이 사실이다. 그러나 그 어려움을 극복하고 회복해 나가는 과정을 보여줄 수만 있다면 유전적 소질에 상관없이 훌륭한 유산을 자녀들에게 물려줄 수 있다. 지금 우리에게는 그런 기회가 앞에 있는 셈이다.

7주 요약

홀로 선 자만이 남을 도울 수 있다.
가족은 관심의 초점을 자신에게 맞춰라. 내가 안정되어야 상대를 바꿀 힘이 생긴다.

사랑하는 방식을 바꿔라.
가족이 도박에 빠진 것은 당신 잘못이 아니지만 계속 도박을 하는 데는 당신의 태도가 영향을 미친다.

하지 말라는 말은 하지 말라.
어차피 효과가 없는 말로 에너지 낭비할 필요 없다. 이제 다른 전법을 익혀라.

공동의존에서 벗어나라.
가족의 병이 더 깊다는 사실을 인정하라. 가족의 관심이 온통 도박에 있으면 안 된다.

유전을 걱정하지 말라.
아이들에게 유전적 소질과 상관없이 훌륭한 유산을 물려줄 수 있다. 아직은 그런 기회가 있다.

숙제

- 이번 시간 배운 것을 복습하기
- 자신에게 주는 편지 작성하기

여덟 번째 시간

도박 없이도
행복한 인생을
위하여

도박 빚을 딸로 갚은 비정한 아빠

마지막 시간을 시작하기에 앞서 오래전 해외 토픽에 나온 충격적인 기사를 잠시 보도록 하자.

> 파키스탄의 한 소녀가 15년 전 아버지가 도박에서 돈을 잃은 대가로 중년의 남성에게 팔려갈 위험에 놓였다. 로이터 통신에 따르면 아버지는 딸이 두 살쯤 되었을 때 도박판에서 "혹시 돈을 잃으면 딸을 줄 테니 돈 대신 갚는 것으로 해달라"고 했고 결국 그동안 아무것도 모르고 지내온 이 소녀는 도박에 져 무일푼이 된 아버지 때문에 40대 남성에게 팔려가게 되었다. 아버지가 15년 전 도박으로 진 빚은 1만 루피(한화 약 14만 원)로 알려졌다.

무엇이
가장 큰 잘못인가?

이 기사를 보고 무슨 생각이 드는가? 이 아빠가 무엇을 잘못했는지 알겠는가?

도박에 빠진 것도 물론 큰 잘못이다. 그러나 이해할 수 있는 일 아닌가? 더 큰 잘못은 딸을 판돈으로 건 것이다. 세상에 아무리 도박에 눈이 뒤집혀도 어찌 딸을 판돈으로 걸 수가 있단 말인가? 그러나 조금만 더 양보하자. 이것도 있을 수 있는 일이라고 이해해주자. 아내가 응급 수술을 하는데 도박장에서 나오지 못해 수술동의서를 못 써준 남편도 있다. 문제는 심각하지만 그럴 수도 있다고 이해해주자.

그러나 도저히 이해할 수도, 용서할 수도 없는 것이 있다. 도박을 했어도 이해하고, 딸을 판돈으로 건 것도 이해한다. 도대체 15년 동안 무엇을 했다는 말인가? 그 문제를 해결하기 위해 이 인간은 15년간 아무 것도 하지 않았다는 말 아닌가? 이게 가장 큰 문제가 아니겠는가?

이 토픽이 주는 교훈이 무엇인지 이해했기를 바란다. 도박도 이해하고 빚을 진 것도 이해한다. 그런데 문제는 그다음이다. 그것을 해결하기 위해 우리가 무엇을 해야 하는가, 이것이 가장 중요한 문제다.

8주간의 긴 여행

드디어 8주간의 긴 여행의 마지막 시간이다. 이번 시간은 그동안 배운 것을 복습하고 앞으로 어떻게 지낼 것인지, 이제 남은 과제가 무엇인지, 어떻게 하면 좋을지 점검하고 의논하는 시간이다.

"강 선생님, 그동안 빠지지 않고 열심히 참석한다고 수고가 많았어요. 혹시 치료 중에 도박을 한 적이 있어요?"

있다면 그 상황에 대해 의논하면 된다. 이미 첫 시간에 약속했듯이 '거짓말하지 않기'에 대해 이야기를 나눈다. 도박은 하지 않았지만 욕구가 올라온 적은 없는지, 만약 있다면 어떻게 대처했는지 의논하면 된다. 그동안 배웠던 어떤 전법이 자신에게 가장 도움이 되었는지, 앞으로 또 그런 욕구가 올라온다면 어떻게 대처할지 전략을 점검하면 좋다.

자신을 믿지 말라

보통은 '스스로를 믿어라'라고 가르치는데 도박중독자에게는 반대로 가르친다. 도박에 있어서만큼은 자신을 절대로 믿지 말라고.

"김 선생님, 스스로를 시험에 들게 하지 마세요. 도박에 대해서만큼은 김 선생님은 못 믿을 사람이에요. 아시겠어요?"

다들 웃는데 사실 정답이다. 어느 정도 회복하고 나면 자신감이 생긴다. '이제는 거기에 가도 안 할 수 있어', 이런 쓸데없는 자신감이 재발로 이어진다. 사실 치료기법 가운데는 '노출훈련'이라는 기법도 있다. 마약중독 환자들에게도 쓸 수 쓰는 방법이다. 밀가루를 마약이라고 치고 흡입하는 훈련도 시키고, 지속적인 노출훈련을 통해 뇌가 반응하는 정도를 차츰 줄여가는 것이다. 일종의 '체계적 탈감작 요법systematic desensitization'이라는 것이다.

도박중독자들에게도 충분히 사용될 수 있는 방법인데 최근에는 VR(가상현실)을 이용해서 카지노를 만들고 지속적인 노출을 통해 반응을 줄여나가는 기법도 있다. 아직 연구 단계이고, 임상 현장에서 많이 사용되지는 않지만 언젠가는 실제로 치료기법으로 활성화될 것 같다.

그러나 이런 치료법은 우리 현실에서는 조심스럽게 사용하는 것이 좋다는 생각이다. 어느 정도 회복이 되고 버틸 힘이 있어야 시도가 가능하다는 생각이 든다. 정말로 충분히 회복된 사람이라면 재발을 막기 위해 적용할 수도 있을 테지만 저자들은 아직은 별로 권하고 싶지 않다. 이건 정말 상황을 명확히 파악하고 전문가의 완벽한 가이드 아래에서나 가능한 일이다.

섣불리 자신을 믿고 함부로 도박 자극에 스스로를 노출시키는 것은 어리석은 일이다. 한 번 중독 상태에 빠졌던 사람은 도박에 관한 한 스스로를 믿지 않는 것이 상책이다.

스트레스는 도박중독의 원인이 아니다?

사실 실제 8주간의 치료 프로그램에는 '스트레스 다스리기'가 한 시간 들어 있다. 지면 관계상 빠졌지만 여기서 짧게라도 이야기를 나누어 보자. 중독과 스트레스에 대한 이야기는 이미 다른 책자에 많이 나와 있으니 참고하면 되겠다. 이 부분에 있어서는 도박중독이 다른 중독에 비해 다른 점이 크게 없으니 알코올중독 책자의 스트레스 관리 부분을 참고해도 좋다.

여기서는 저자들이 스트레스에 대해 접근하는 방식을 한 가지만 소개하고자 한다.

스트레스는 정말 도박을 하는 중요한 원인 중 하나일까? 대부분의 중독 책자에서는 스트레스를 중요한 원인으로 언급하고 있다. 당연히 스트레스를 다루는 것은 중독 치료의 일부로 중요하게 생각한다. 그런데 저자들의 생각은 조금 다르다. 스트레스는 결코 중독의 원인이 아니다. 물론 다소 역설적인 이야기니 끝까지 잘 읽어보시길 바란다.

"정 선생님, 재발에 대해 논할 때 스트레스에 대해 많이 이야기를 나누었는데요. 정 선생님도 스트레스 받고 도박장으로 직행한 적도 많았지요?"

"아이고, 그럼요. 열 받아서 간 적 많죠. 주말에 모처럼 안 하고 참고 있는데 마누라가 바가지 긁으면 짜증나죠. 한바탕 싸우고 나면 어딜 가겠어요? 갈 데가 도박장뿐인데."

"그러면 다시 물어봅시다. 그날 아내가 바가지를 안 긁었으면, 만약 아내와 크게 다투지 않았으면 도박을 안 했겠네요?"

"뭐, 그날은 안 했을 것 같은데요."

"그러면 다음 날은, 다음 주는?"

"그때야 뭐 또 했겠지요."

그렇다면 아내의 바가지가, 스트레스가 정말 도박장을 간 이유인가? 반대의 경우도 많다. 정 선생처럼 스트레스 받아서 도박장으로 달려갔다는 경우도 많지만 너무 자극이 없고 스트레스가 없는 상황도 중독자들에게는 역설적으로 스트레스가 된다.

재발의 이유에 대해 공부했던 것을 기억해 보시라. 스트레스로 인해 뇌가 과부하가 걸릴 때 도박이 중요한 탈출구가 되기도 했지만 너무 무료하고 자극이 없을 때도 욕구가 올라간다는 사실을 기억하기 바란다.

- 스트레스가 많고 뇌가 복잡해서 탈출구로 도박을 한다.
- 스트레스가 없고 뇌가 무료할 때 자극을 위해 도박을 한다.

이 두 가지 경우에 모두 도박 욕구가 올라가고 도박을 할 가능성이 많다는 사실에 동의하는가? 그렇다면 결론은 스트레스와 무관하게 '아무 때나 도박을 한다'는 말이다.

술꾼에게 물어보면 술 마시는 이유는 100가지가 넘는다. 기분이 좋아서 한잔, 기분이 나빠서 또 한잔이다. 아내가 바가지를 긁어서 한잔, 집에 가면 너무 심심해서 한잔이다. 승진해서 한잔, 승진에 떨어져서 한잔. 어디 술 마시는 이유가 100가지뿐이겠는가?

들어보면 그 이유들이 다 그럴듯해 보이고 이해가 간다는 점이 문제다. 알코올중독자 이야기를 한번 들어보시라. 그가 왜 술을 마실 수밖에 없었는지 이해하고도 남는다. 이해는 가지만 무슨 방법이 있는가? 그래서 술을 계속 마시겠다고? 그래서 도박을 계속하겠다고?

중독 치료는 원인에 초점을 맞추면 안 된다. 중독은 결과로 말하는 것이다. 그 사람을 이해하고 음주와 도박의 이유를 아는 것은 중요한 일이지만 이후 치료에서는 원인보다 결과에 초점을 맞추어야 한다는 사실을 명심해야 한다.

스트레스가 도박중독의 원인이라면 살아 있는 동안에는 도박을 할 것이라고 생각하는 것이 좋다. 스트레스 없는 삶이 어디에 있겠는가? 매일매일의 삶이 스트레스 그 자체인데.

인간의 몸과 마음은 늘 일정한 상태에 있으려는 습성이 있다. 이를 '항상성'이라고 한다. 이 항상성을 깨는 모든 내적, 외적 자극을 통상 스트레스라고 말한다. 세상에 변화하지 않는 것이 어디에 있는가? 이 변화에 적응하기 위해서는 우리 몸과 마음이 에너지를 써야 하는데 이게 전부 스트레스다. 그러니 정말 스트레스가 중독의 원인이라면 해결책이 없다는 뜻이다.

스트레스를 관리하는 것이 중독 치료에 별로 중요하지 않다는 말은 아니다. 스트레스는 중독의 원인은 아니지만 중요한 촉발 인자 중 하나다. 아내의 잔소리가 도박장을 가게 되는 원인은 아니지만 도박장을 가게 되는 방아쇠 역할을 한다는 뜻이다. 어차피 스트레스가 없어도 다음 주에는 가겠지만, 그래도 오늘 도박장을 가는 중요한 촉발 인자가 스트레스인 것은 분명하다. 그러니 당연히 스트레스 관리에 신경을 써야 한다.

긴장을 줄이는 방법, 호흡법, 명상, 각종 운동과 취미, 뭐든지 좋다. 자신의 성향에 맞는 기법을 개발하고 시작해 보시라. 스트레스에 대한 이야기는 이미 여러 책자에서 다루고 있으니 참고하기 바란다.

이제 마치기에 앞서 8주간의 치료에 대한 소감을 함께 나누어보고 어떤 부분이 자신에게 도움이 되었는지, 앞으로도 문제가 생길 때 어떻게 대처하면 좋을지 함께 이야기를 나누어본다.

돌아가면서 이야기를 나누고 나면 이런 질문을 던진다.

10년 전에만 알았더라면!

"강 선생님, 어느 시간, 어떤 내용이 가장 도움이 되었어요?"

"저는 첫 시간에 들었던 이야기가 계속 마음에 남아 있습니다. 선생님께서 '여러분은 운이 좋은 사람들'이라고 하셨을 때 와 닿지가 않았는데, 이제 그 뜻을 조금은 알 것 같습니다. 지금 생각해보니 여기서 제일 운이 좋은 사람은 박 군이라는 말씀이 맞는 것 같습니다. 저는 이제 곧 60세가 되어가는데 제 삶을 돌아보니 도박을 빼고 나면 아무것도 남는 게 없습니다. 제가 박 군처럼 저 나이에 이곳을 왔다면, 아니 10년 전에만 이곳을 알았다면 지금처럼 살지는 않았을 텐데, 하는 생각이 다시 듭니다."

그때 그 말을 하던 강 선생님의 표정은 우리 모두를 숙연하게 만들었다.

"김 선생님은 여기에 왜 왔지요? 무슨 기대를 하고 치료에 참여했어요?"

"당연히 도박을 끊기 위해서 왔지요."

"그래요? 그 재미있는 도박을 왜 끊으려고요?"

"하하, 그래도 후유증이 너무 크지 않습니까? 그 재미를 위해서 전부 날렸는데요. 돈도 없고 가정도 그렇고요."

이해가 간다. 도박중독에서 벗어나기 위해서는 우선 동기가 분명해야 한다. 저자들이 생각하는 도박을 끊어야 하는 가장 큰 이유는 무엇일까?

'도박은 인간의 본성을 파괴하기 때문이다.'

중독에 빠지면
인간의 본성이 파괴된다

치료에 참여했던 어느 30대 청년의 이야기.

"최 군은 어떻게 해서 병원에 오게 되었어요?"

"사실 저는 문제가 있다고 생각을 못했는데 어머니 말씀을 듣고 제 스스로 너무 놀라서, 정말로 무서워서 여기 왔습니다."

세 번째 큰 사고를 치고 어머니가 돈을 갚아 주시면서 불러서 조용하게 이야기하시더란다.

"아들아, 엄마가 오늘 흘리는 눈물은 네가 도박으로 돈을 잃어서가 아니야. 우리 아들이 서서히 변해가는 모습을 보는 것이 너무 안타까워서 흘리는 눈물이란다."

처음 큰 사고가 나자 온 가족이 모여서 회의를 하는데 아들이 바싹 엎드려 싹싹 빈다. 죽을죄를 졌다고, 한 번만 도와주시면 다시는 도박을 안 하겠다고. 다짐을 받고는 형도 나서고 온 가족이 돈을 모아 해결해주었다.

문제는 몇 달 지나지 않아서 또 생겼다. 지난번보다 더 큰 돈. 근데 이번에는 태도가 조금 다르다. 죽을죄를 지었다고 울고불고 하던 지난번과는 달리 별 죄책감이 없어 보인다. 다시 도박한 핑계를 이리저리 대고는 가족들이 좀 갚아주면 좋겠다고 말하는 것이다. 괘씸하지만 가족들이 한 번 더 믿어보기로 하고 해결해주었다.

그다음은? 당연히 세 번째 사고다. 또 온 가족이 모여서 고민하고 있는데 최 군이 짜증을 팍 내는 것이다. 이 돈을 빨리 못 갚으면 자신이 얼마나 곤란해지는지 아느냐, 지금 당장 해결하지 못하면 큰일인데 왜 가족들이 해결할 생각을 하지 않느냐고. 미안한 마음이나 죄책감은 조금도 보이지 않는다. 오히려 가족들이 빨리 도와주지 않는다고 화를 내고 물건을 던지고 난리다.

이 이야기를 어머니가 들려주면서, 우리 아들이 변해가는 모습을 바라보는 것이 얼마나 가슴 아픈지를 말씀하시는데 자신도 놀랐단다.

"저는 전혀 의식조차 하지 못했는데 그 이야기를 듣고 나니까 제 행동이 이렇게 그려지는 게 아니겠습니까? 진짜 놀랐습니다. 앞으로 제가 점점 어떻게 변할지를 생각하니까 섬찟하더라고요. 그때 어머니가 치료를 권하는데 한번 가봐야 되겠다는 생각이 드는 겁니다."

치유와 회복에
이르는 길

도박중독 치료는 '마라톤'과 같다. 치유와 회복에 이르는 길은 멀고도 험하다. 단순히 도박을 끊는다고 해결될 문제가 아니다. 이건 병원을 다닌다고, 단순히 치료를 받는다고 얻을 수 있는 목표가 아니다. 이제 길고 긴 과정의 첫걸음일 뿐이다.

"선생님, 저는 여기서 8주간 나름 열심히 교육을 받고, 외래에서 약도 받아서 잘 먹고 있는데 아직 욕구가 많이 생기네요."

"저는 이제 정말 도박 생각은 전혀 안 나네요. 생각만 해도 지긋지긋합니다. 제가 왜 그렇게 살았을까 진짜 모르겠네요."

이 두 사람 중 누가 더 예후가 좋을까? 1년 후 두 사람 중 누가 도박을 끊고 있을까?

결과는 아무도 모른다. 앞서간다고 자랑할 것도, 뒤에 있다고 한숨을 쉴 필요도 없다. 이제 마라톤의 출발일 뿐, 아직 갈 길이 멀기 때문이다.

가끔 치료를 도박하듯이 하는 사람들이 있다. 치료 자체를 너무 재미있어 한다. 물론 오래가지는 못하지만. 술도 끊고 담배도 끊고 도박도 끊었다. 새로운 삶이 너무 행복하단다. 안타깝지만 집단치료 참여자들 가운데 가장 먼저 재발의 길을 걷고 말았다.

치료에 올인하는 사람들도 있다. 완벽하게 도박중독을 치료하고 나면 진짜 새로운 마음으로 사회생활을 하겠다고 굳게 결심한다. 외래도 자주 오고 싶어 한다. 일주일 후에 오라고 하면 내일 또 오겠다고 우긴다. 빨리 치료를 종결하고 새로운 생활을 하고 싶다는 뜻이다. 심정은 이해하지만 '치료는 마라톤'이라고 하지 않았던가?

치유는 삶의 과정 속의 한 부분이다. 이게 전부가 될 수는 없다. 도박을 끊는 것이 인생의 목표는 아니다. 너무 치료에만 초점을 맞추면 치유와 회복의 길은 더 멀어지기만 한다.

회복은 단순히 도박을 끊는다고 되는 것이 아니다. 결국 본성本性을 회복해야 하는 것이다. 환경을 조절하고 내적인 조절력, 통제력을 얻으면 도박을 끊게 된다. 이게 1차적인 목표다. 이건 '치료'다. 그러나 여기서 멈춘다면 별 의미가 없다. 중독은 단순히 치료가 목표가 아니기 때문이다.

평가를 하고, 약을 먹고, 인지행동치료를 하는 것도 물론 중요하다. 그러나 이제 치료를 넘어 '치유'와 '회복'의 단계로 나아가야 한다. 성격의 회복과 영적인 변화, 삶의 변화로까지 이어져야 한다. 그래야 비로소 치유와 회복이라는 단어를 쓸 수가 있다.

"선생님, 차라리 도박할 때가 더 나았던 것 같아요."

어느 가족의 하소연이다. 물론 진짜 그렇다는 말은 아니겠지만 얼마나 답답하면 이렇게까지 이야기할까? 알코올중독자들은 흔히 '마른 주정 dry drunk'을 한다. 술을 끊고 멀쩡한 정신으로 오랜 시간을 버텼지만 마치 술을 마실 때와 같은 성격적 결함을 보인다고 해서 붙인 표현이다. 도박중독자의 경우도 똑같다. 짜증내고, 남 탓하고, 세상 욕하고, 이전의 삶에 변화가 없다면 도박을 하지 않는다는 사실이 무슨 의미가 있을까? 잘못된 생활방식, 성격적 문제가 회복되지 않으면 단순히 도박을 끊는다는 사실이 별 의미가 없다는 뜻이다.

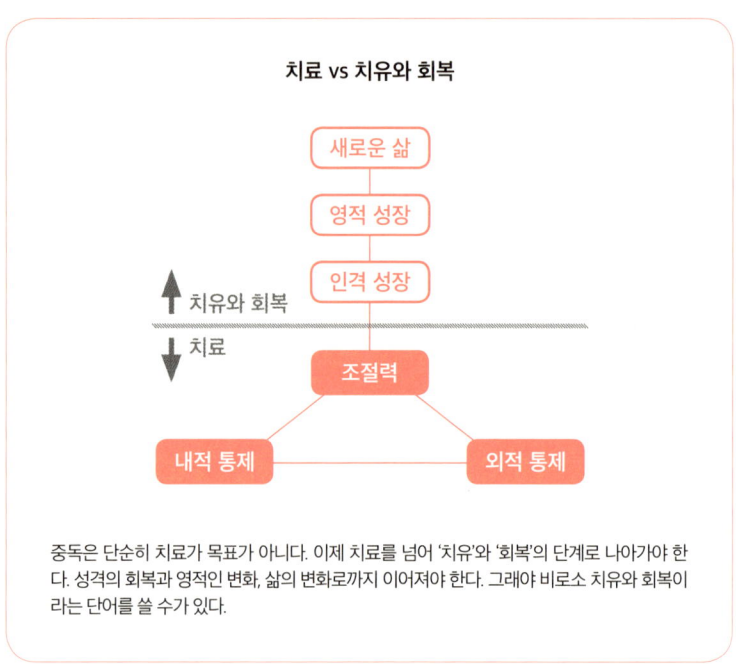

중독은 단순히 치료가 목표가 아니다. 이제 치료를 넘어 '치유'와 '회복'의 단계로 나아가야 한다. 성격의 회복과 영적인 변화, 삶의 변화로까지 이어져야 한다. 그래야 비로소 치유와 회복이라는 단어를 쓸 수가 있다.

이제 마지막 시간의 숙제, 자신에게 주는 편지를 읽을 시간이다. 그냥 있는 그대로 솔직하게 써오라고 강조한다. 비록 앞서 배운 대로 숙제를 안 해오는 것이 중독자의 특성이지만 이 시간만큼은 반드시 숙제를 해오라고 강조한다. 다행히 마지막 시간쯤 되면 초반과 달리 숙제를 잘

해오는 편이다. 때로는 감동적인 내용에 함께 울기도 하고, 재미있는 내용에 함께 웃기도 한다. 그중 한 편의 편지를 각색해서 올려보겠다.

자신에게 주는 편지

나의 분신 같은 훈에게

주위 사람들이 나에게 늘 하던 말이 있단다. "훈아, 너는 뭐든지 열심히 하고 성격도 활달하고 일도 잘하고, 단점을 찾아볼 수가 없어." 이제야 조금은 알 것 같구나. 그렇게 인정받던 나 자신을 도박이 얼마나 바꾸어 놓았는지를. 이제 도박을 빼고 나면 아무것도 남은 게 없다는 사실이 참으로 안타깝구나.

나 스스로를 인정하는 데 이렇게 오랜 시간이 걸리다니, 참으로 바보처럼 살아왔다는 사실에 새삼 몸서리가 쳐지는구나. 언제부턴가 맹인이 되고 만 나에게 "안 보이지? 치료받으러 가자" 하며 그 곱던 아내가, 이젠 표정조차도 없어진 얼굴로 나에게 권하곤 했지. 그 말을 받아들이기가 왜 그리 어려웠을까? 비겁하고 한심한 일이었지. 도대체 무엇이 그리도 두려웠던지, 왜 그렇게 살아왔는지.

지난 8주간, 난 참으로 행복했단다. 그리고 난 깨달았단다. 첫째, 도박을 끊는 것은 힘든 일이라는 사실, 둘째, 자신을 찾는다는 것은 더 힘들다는 사실, 셋째, 내 가정을 지키는 것은 더더욱 힘들다는 사실, 그리고 마지막으로 인간답게 산다는 것은 더욱 더더욱 힘들다는 것을.

그러나 나는 이제 거꾸로 거슬러 올라가려고 해. 먼저 인간답게 살도록 노력하고, 내 가정을 지키기 위해 노력하고, 다음에 내 자신을 찾도록 노력하고, 맨 마지막이 도박을 끊는 일이야. 그냥 도박을 끊는 것이 우선이 아니라는 사실을, 도박을 끊는다고 만사가 해결되지 않는다는 사실을 이제야 깨달았단다.

아직 자신은 없단다. 유혹이 오면 어쩌면 다시 넘어질지도 몰라. 힘들면 그동안 배운 기술을 총동원해서 도망가지 않고 싸울 거야. 그래도 안 된다면 최소한 숨기지는 않을 생각이야. 난 절실해.

사랑하는 훈아.
가족과 함께 여행도 가고 싶고, 책도 읽고 싶고, 친구도 만나고 싶고, 부모님께 효도도 하고 싶구나. 운동도 하고 싶고, 직장에서 인정도 받고 싶고 뭐든지 하고 싶단다. 욕심이 많지? 그동안 도박으로 인해 하지 못했던 모든 일들이 내 속에서 아우성이란다.
차분하게 하나하나 잘 풀어갈게. 너도 잘 지내.

널 소중히 여기는 훈이

함께 '자신에게 주는 편지'를 읽고 소감을 나누고 나면 이제 수료증을 받을 시간이다. 마치 학교 졸업식 같은 분위기, 이 시간에는 가족들이 함께 참석해서 꽃다발도 주고 안아주고 울기도 하고 행복해하기도 한다. 감동적인 순간이다.

수료증을 받기 전 잠시 마음을 다지는 의미에서 송나라의 한 어리석은 농부 이야기를 나눈다.

당신과 무슨 차이가 있는가?

守株待兎 (수주대토)

지킬 수(守), 그루터기 주(株), 기다릴 대(待), 토끼 토(兎)

'그루터기를 지키며 토끼를 기다리다.' 즉, 노력하지 않고 요행만을 기대하는 것을 비유하는 말이다. 이 이야기는 《한비자》〈오두편〉에 나온다.

> 송(宋)나라에 한 농부가 있었다. 농사에 지쳐 잠시 밭 가운데 있는 나무 그루터기를 베개 삼아 자고 있는데 토끼가 달려오더니 나무 그루터기에 부딪혀서 목이 부러져 죽었다. 이걸 시장에 내다 파니 돈이 되는 것이 아닌가? 세상에 이렇게 쉽게 돈 버는 방법이 있는데 그동안 나는 왜 힘들게 농사를 지었던가? 나무 그루터기를 베고 자면 돈이 들어오는데. 농부는 다음 날부터 농사일을 멈추고 나무 그루터기를 지키며 토끼를 다시 얻기를 기대했지만, 토끼는 얻지 못하고 자신은 송나라 사람들의 웃음거리가 되었다.

농부의 잘못은 무엇일까? 농사를 짓는 일을 멈추고 토끼를 기다린 어리석은 농부, 우리가 마땅히 해야 할 일을 뒤로하고 도박에만 빠져 있었던 시간들, 나무 그루터기를 베개 삼아 누워 있던 그 농부와 무엇이 달랐을까?

도박 없이도
행복한 인생을 위하여!

수료증을 전달하기 전 간단히 치료진의 소감을 함께 나누어본다.

"여러분과 함께한 시간이 치료자들에게도 행복한 시간이었습니다. 조금씩 변해가는 모습들, 조금씩 밝아지는 표정들을 보면서 우리도 희망을 가집니다. 우리는 5년 후 여러분이 도박을 끊고 잘 살고 있을지, 또 도박을 하고 있을지 잘 모릅니다. 그러나 최소한 지금처럼 살지는 않을 것이라는 확신을 가지고 있습니다. 도박을 끊는 것이 얼마나 힘든 일인지 배웠습니다. 이제 우리는 치유와 회복으로 가는 긴 여정의 출발선에 서 있습니다. 우리와 함께했던 시간이 앞으로 펼쳐질 그 긴 여정에 조금이라도 도움이 되었기를 바랍니다. 이제 마지막 시간을 마치지만 사실 이 시간은 마지막 시간이 아니고 첫 시간, 이제 시작의 시간이라는 것을 다시 한번 명심하시기 바랍니다. 집에 가서 처음부터 다시 공부하시고, 여기 참석했을 때의 그 마음이 우리 삶 속에서 계속 유지될 수 있도록 스스로를 끊임없이 돌아보아야 할 것입니다.

긴 여행이 될 겁니다. 쉽지는 않을 겁니다. 그래도 여기 모인 우리 모두는 행복한 사람입니다. 아직 우리에게는 희망의 유전자가 남아 있습니다. 도박 없이도 행복한 인생을 위해 우리 모두 함께 나아갑시다."

수료증

성명 : _____

　_____은(는) 집단치료 과정을 무사히 마치고 이 자리에 섰습니다. 길지 않은 시간이었지만 많은 것을 보고 듣고 배우고 함께 경험들을 나누었습니다. 그동안 도박한다고 수고가 많았습니다. 그러나 이제 이 과정을 통해 지난 시절 힘들었던 시간을 돌아보며 새로운 삶을 설계했습니다. 동료들과 함께했던 집단치료를 통해 당신은 새로운 삶을 살아갈 힘과 용기를 얻었습니다.

　이제 당신은 새로운 출발점 위에 서 있습니다. 단순한 치료를 넘어 치유와 회복을 향해 나아가는 첫 발걸음을 내딛는 순간입니다. 힘들고 지치더라도 쓰러지지 않도록 노력할 것입니다. 쓰러지면 바로 일어나 다시 앞으로 나아갈 것입니다.

　이제 당신은 혼자가 아닙니다. 동료와 가족, 그리고 치료진이 늘 함께할 것입니다. 여기 모인 우리는 _____이(가) 자랑스럽습니다. 도박 없이도 행복한 삶, 그 새로운 삶을 향해 출발하는 _____에게 뜨거운 격려와 함께 이 증서를 드립니다.

8주 요약

스스로를 시험하지 말라.
도박에 대해서만큼은 당신은 못 믿을 사람이다. 잠자는 욕구를 건드리지 말라.

스트레스를 다스려라.
스트레스는 도박중독의 원인은 아니지만 당장 도박장으로 달려가게 하는 중요한 촉발 요인이다.

치유와 회복은 도박을 끊는다고 되는 것이 아니다.
도박은 인간의 본성을 파괴한다. 치유와 회복은 본성을 회복하는 긴 여행이다.

도박중독의 치료는 마라톤이다.
절대 서둘지 말라. 오늘부터 한 걸음씩 나아가면 충분하다.

아직 우리에겐 희망이 있다.
자신의 문제를 조금이라도 인식했다면 당신은 행복한 사람이다. 이제 치유와 회복의 여행을 출발하면 된다. 도박 없이도 행복한 삶을 위하여!

부록

도박중독
치료 매뉴얼

성공적인 치료를 위한 약속

결석하지 않기
결석은 성공적인 치료를 방해하는 가장 큰 장애물이므로 끝까지 성실하게 참여하시길 바랍니다. 부득이 참석할 수 없는 경우에는 사전에 치료진에게 연락해 주십시오.

시간 지키기
가능한 한 조금 미리 오셔서 준비된 마음으로 참석하시기 바랍니다.

거짓말하지 않기
거짓말은 도박을 계속하는 요인으로 작용하고 재발의 가장 중요한 요인이 됩니다. 힘들지만 숨기지 않고 말하는 훈련이 필요합니다.

GA에 참여하기
초심자들은 반드시 GA에 참여하고 그들이 어디에서 희망을 얻는지 보고 오도록 합니다. 치료와 더불어 GA에 참여하는 것이 장기적으로 중요한 치유의 인자가 됩니다.

과제 해오기
치료 효과를 얻기 위해서 반드시 해야 합니다.

치료 시간에는
다른 참가자들의 이야기를 진지하게 경청하고 솔직한 의견을 나누되, 비밀 보장이 철저히 이루어져야 합니다. 이를 위해서 서로 호칭도 '상계동 김 선생님'과 같이 부르겠습니다.

치료 시간 외에도
치료 시간에 논의된 내용들을 연습하며, 회복을 위한 생활 원칙들을 철저히 실천함으로써 새로운 생활양식이 익숙해질 수 있도록 노력합시다.

[치료에 대한 동의]

_____는(은) 자발적으로 이 집단치료에 참여합니다. 또한 위의 약속들을 성실하게 지키며, 회복을 위해 최선의 노력을 다할 것을 약속합니다.

년 월 일

성명 : _____ (인)

치료과정에 대한 소개

- 이번 집단치료는 주 1회 8주간 실시됩니다.
- 이 치료는 5-10명 내외의 소그룹으로 이루어지며, 한 번의 치료 시간은 2시간 정도입니다.
- 앞으로 8주간 이루어질 대략적인 내용은 다음과 같습니다.

회기	내용	과제물	기타
1회	• 치료진 소개, 자기소개, 프로그램 소개 • 도박중독이란 무엇인가? - 정의, 진단 기준, 원인 및 치료		평가
2회	• 중독자들은 왜 치료를 거부하는가? • 도박은 돈의 문제인가? • 흔히 갖는 인지왜곡의 이해 및 교정	• 빚 적어오기	
3회	• 도박의 장단점 비교 • 빚 문제를 비롯한 경제적 문제에 대한 논의 • 정서적 빚 갚기	• 정서적 빚 갚기	
4회	• 도박 욕구 해결하기: 위험상황 피하기 • 재발에 관한 이야기	• 자신을 지키는 무기 3가지 • 나의 장단점	평가
5회	• 성격 문제 • 자기존중감 훈련	• 가족에게 편지 쓰기	
6회	• 가족 이야기		
7회	• 스트레스 관리 • 이제 어떻게 할 것인가? • 대화기술 훈련	• 긴장이완 훈련 • 나에게 편지 쓰기	
8회	• 10년 뒤의 나의 모습 토론 • 가족과 자신에게 주는 편지 • 총정리 및 수료식		평가

매 회기 진행 절차

1. **인사 나누기 및 지난 한 주간 생활 정리**
   - 지난 회기의 소감
   - 한 주간 정리

2. **지난 시간의 내용과 과제 점검**
   - 지난 시간의 학습 내용 복습
   - 과제 수행에 대한 이야기

3. **오늘의 내용**

4. **오늘의 과제**

5. **마무리**

첫 번째 시간

_____년 __월 __일

오늘의 내용

- 치료진 소개
- 자기소개
- 치료 프로그램 소개
- 도박중독이란 무엇인가?
- 당신은 도박중독자인가?
- 도박에 잘 빠지는 유형
- 도박중독은 뇌의 질병

자기소개

▶ 하는 일, 가족에 관한 사항 등 간단히 자신을 소개해 주세요.
_____

▶ 언제부터, 어떻게 해서 도박을 시작했나요?
_____

▶ 어떤 도박을 주로 했나요?
_____

▶ 현재의 문제는 무엇인가요?(빚 등)
_____

▶ 어떻게 해서 이 치료에 참여하게 되었나요?
_____

▶ 이번 치료에서 바라는 것은 무엇인가요?
_____

▶ 그 밖에 하고 싶은 말

치료를 시작하기 전에
▶ '도박중독자'라고 하면 어떤 단어가 떠오릅니까?

서로의 얼굴을 보세요. 위에 말한 그런 사람들이 있나요?
이게 무엇을 의미하는 것일까요?
- 당신들은 도박의 피해자들입니다. 그래서 치료가 필요한 것입니다.

집단치료에 오신 것을 환영합니다.
- 운이 좋은 사람들
- 아직은 희망이 있다.

"도박한다고 수고가 많았습니다."
- 왜 자발적인 치료가 필요한가?
- 도박을 끊는 치료인가?

치료를 위한 약속
- 거짓말은 이제 그만!
- 정해진 시간에 오세요!
- 단도박 모임(GA)에 참석할 것

집단치료를 시작하기에 앞서 먼저 질문을 드리겠습니다.

▶ "당신은 도박중독자입니까?"

　　　　예　/　아니오

▶ 왜 그렇게 생각합니까?
_____
_____
_____

그렇다면 다시 질문을 드립니다.
▶ 지금부터 당신이 **죽을 각오**를 하고 도박을 끊는다면 가능하겠습니까?

　　　　예　/　아니오

▶ 만약 당신이 질문에 "아니오"라고 대답했다면 이유는 무엇입니까?
_____

▶ 만약 당신이 질문에 "예"라고 대답했다면 당신은 왜 치료를 받아야 합니까?
_____

지금부터 여러분은 아래의 사실을 꼭 명심해야 합니다.

$$\frac{9}{10} = 0$$

이것이 무엇을 의미하는지 늘 명심해야 합니다.

도박중독의 치료는 0 아니면 100
- 굳게 결심하면 끊을 수 있을까요?
- 이것은 무엇을 의미하는 것일까요?
- 도박중독은 90일병

GA의 제1계명은 무엇일까요?
- "나는 도박 앞에 무력했음을 시인합니다."
- 이 계명의 의미는 무엇일까요?

도박중독이란 무엇인가?
진단 기준
- 내성
- 금단증상, 의존성
- 조절력의 상실
- 이차적 문제

도박중독의 원인
- 사회, 환경적 요인
- 신경생물학적 요인
  - 충동조절회로 또는 쾌락중추
    복측피개부 → 측핵 → 전전두엽
  - 신경전달물질 : 도파민, 엔도르핀, 노르에피네프린
- 심리적, 정서적 요인
  - 우울, 불안, 외로움, 공허함, 적응의 어려움 등
- 성격적 요인
  - 자극, 스릴 추구, 충동성, 승부욕 등

도박중독은 뇌의 병인가?

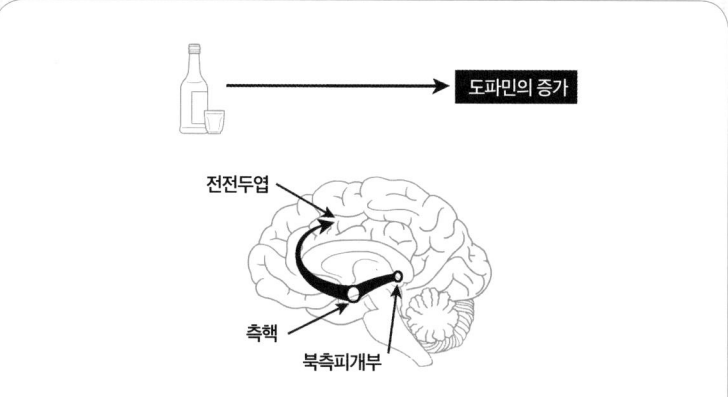

술을 마시면 알코올 성분이 혈액을 통해 뇌로 전달된다. 이때 뇌의 복측피개부를 거쳐 '측핵'이라는 곳이 자극되고 여기서 '도파민'이라는 신경전달물질이 나와 전전두엽까지 전달된다. 전전두엽은 추론하고 계획하며 감정을 억제하는 등 의사결정을 하는 일을 주로 맡는다.

Q. 술을 마시면 기분이 좋아지는 이유는?
A. 측핵에서 증가하는 도파민

임상에서의 도박중독자 유형

자극추구형	현실도피형
• 남성에게서 많이 나타남 • 이른 발병 연령 • 높은 가족력 • 승부사 기질 • 다른 중독성 질환 동반 • 여러 유형의 도박 • ADHD 성향 • 충동조절회로의 이상 • 방향성의 문제	• 여성에게서 흔히 나타남 • 늦은 발병 연령 • 내성적, 의존적 • 불안, 우울 등 동반 • 사회 활동의 부재 • 관계 중독

당신은 어느 유형에 속하는지 생각해 보세요.
두 유형이 함께 있는 경우도 있고 처음에는 자극추구형으로 시작했으나 시간이 지나면서 점차 현실도피형으로 이행하는 경우도 있습니다.

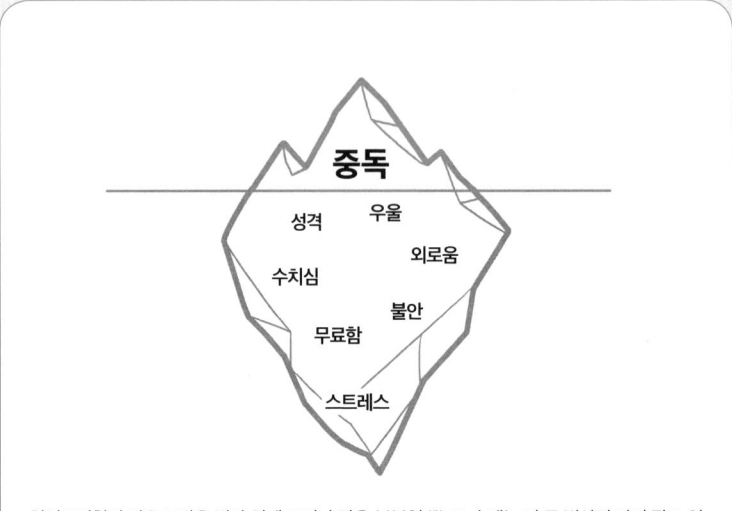

현실도피형의 경우 도박은 빙산 위에 드러난 작은 부분일 뿐, 그 속에는 더 큰 빙산이 자리 잡고 있는 경우가 많다.

중독자의 뇌는 일반인과 다를까요?
- 자극에 대한 반응
- 뇌 기능이 돌아오는 시간 : 5년

흔한 동반 질환들
- 기분장애
- 불안장애
- 집중력장애(ADHD)
- 다른 중독성 질환

도박중독의 치료
- 약물치료
- 개인상담 및 정신치료
- 인지행동치료 : 개인 및 집단
- 가족치료/부부치료
- 단도박 모임(GA)
- 기타 다양한 형태의 정신치료 기법들

단도박 모임 Gambler's Anonymous, GA

우리나라의 GA 모임은 1984년도에 결성되었으며 현재 전국적으로 지부 모임이 결성되어 활발한 활동을 하고 있다. 도박 문제가 있는 사람들을 협심자라고 하는데 이들의 모임과 가족을 위한 모임이 있다. 모임은 주로 12단계 치료법에 따라 진행된다. 아래두 곳이 있다.

www.dandobak.co.kr 사무국 : 02-888-8320

www.dandobak.or.kr 사무국 : 02-521-2141, 02-522-8483

숙제

- 이번 시간 배운 것을 복습하기
- 한 주간 지냈던 생활에 대해 간단히 적어오기
- 첫 시간에 참석한 후 무슨 생각, 무슨 느낌이 들었는지 적어오기

두 번째 시간

_____년 __월 __일

오늘의 내용
- 중독자들은 왜 치료를 거부하는가?
- 도박은 돈의 문제인가?
- 흔히 갖는 인지왜곡의 이해 및 교정

지난 시간 참석 후의 느낌은?
▶ '내가 병원까지 와서 치료를 받아야 하는가'라는 생각이 들진 않았습니까?

중독자들은 왜 치료를 거부하는가?
정말 자신의 문제를 모르는가?
- 엄청난 것을 포기
- 엄청난 두려움에 직면

도박중독은 정말 질병인가?
- 그렇다면 누구의 탓인가?
- 아무도 도울 수 없다?
- 의지는 중요하지 않은가?

도박은 돈의 문제인가?
- 당신이 도박을 하러 간 이유는 무엇입니까?
- 처음부터 돈을 따기 위해 도박장을 갔습니까?
- 돈을 따면 그만하고 일어날 수 있었습니까?
- 본전 생각에, 잃은 돈을 만회하기 위해 계속 도박을 했습니까?
- 본전을 만회한 경우 다시 도박을 하지 않았습니까?
- 빚을 다 해결해준 경우 다시는 문제가 생기지 않았습니까?

도박이 돈의 문제가 아닌 이유는?
- 술을 마시는데 일주일 후에 취한다면?
- 경마장의 말들이 밖으로 나가 한 달 후에 들어온다면?

도박은 돈에 중독되는 것이 아니고 '즉각적인 보상'에 중독되는 것입니다. 물론 돈은 보상으로 작용해 쾌감을 높여줍니다. 도박이 단순한 돈의 문제가 아니라 '승부'라는 사실을 여러분은 경험을 통해 배웠을 것입니다.

잘못된 생각들
돈을 딸 가능성은?   0 ——— 50 ——— 100

도박장에서 돈을 잃는 기본 원리는?
- 3명이 모여서 고스톱을 친다면?
- 승자가 없는 이유는?
- 도박은 시간과의 싸움

도박의 유형에 따른 분류

100% 운에 의한 도박
- 로또, 룰렛 등의 주사위 도박, 바카라, 슬롯머신 등

약간의 기술이 필요한 도박
- 고스톱, 바둑이, 포커를 비롯한 카드 도박, 블랙잭 등

약간의 분석이 필요한 도박
- 스포츠 베팅, 주식(선물, 옵션, 파생상품), 비트코인, 경마, 경륜, 경정 등

▶ 당신은 주로 어떤 유형의 도박을 했나요?
_____

▶ 그 도박을 주로 한 이유는 무엇인가요?
_____

▶ 당신이 주로 한 도박은 다른 유형의 도박에 비해 돈을 딸 가능성이 높을까요?
_____

어느 번호를 고르시겠습니까?

로또를 사러 갔는데 아래와 같은 두 종류의 번호군이 있다면 여러분은 어느 것을 고르겠는가?

① ② ③ ④ ⑤ ⑥
① ⑥ ⑨ ⑱ ㉒ ㊲

두 개의 복권이 당첨될 확률이 똑같다는 사실을 이해할 수 있나요?

아래의 기사를 보고 무슨 생각이 드나요?

우리나라에서 처음으로 로또 발매가 시작되었을 때 나왔던 재미있는 기사를 한번 살펴봅시다.

> **'94주 연속 당첨' 日 로또 명인 비결은…**
>
> 지난주 1등 번호 각 게임에 나눠 기입
> 6개월간 3-4번 나온 숫자 집중 선택
>
> 일본에서 '로또 94주 연속 당첨'이라는 진귀한 기록을 세운 '로또 명인'이 방송에서 당첨 비법을 공개해 화제를 모았다. 주인공은 일본 시네마현에 사는 후나쓰 사카이 씨(55). 29일 한국의 한 방송사는 현지 취재로 그의 '로또 313회 도전, 300회 당첨'과 '94주 연속 당첨'이라는 불가사의한 기록을 공개했다.
>
> 리포트에 따르면 그가 처음으로 로또에 당첨된 것은 지난 2001년 1월. 일본 로또 16회차에서 2등에 당첨돼 3,294만 엔(약 3억 3,000만 원)을 받았다. 이때부터 지난해 9월까지 무려 94주 연속 당첨된 것이다. 이 중 2등 당첨은 1회, 3등 1회, 그 밖에 5등 당첨은 너무 많아서 셀 수가 없을 정도다. 이는 전문가들의 수학적 분석으로는 불가능에 가까운 확률이다.
>
> 하지만 사카이 씨는 이날 자신의 '로또 당첨 비법'을 전격 공개해 관심을 집중시켰다.
>
> 그가 말하는 비법은 먼저 '데이터를 철저히 분석하라'는 것이다. 최근 6개월간의 1등 당첨 번호를 분석, 번호별로 당첨 횟수를 기록하는 것이다.
>
> 그다음은 번호당 1등 당첨 횟수를 '正'자로 하나씩 표시해놓고 세 번이나 네 번 나온 숫자를 중점적으로 선택한다. 이때 지난주 당첨 번호의 활용이 중요하다.
>
> 정리하자면 지난주 1등 당첨 번호를 하나씩 떼어 각 게임에 기입한 후 분석 자료 데이터를 보고 지난 6개월간 3-4번밖에 나오지 않은 번호를 조합해 로또 번호를 기입하는 것이다.

> 그는 끝으로 "아직 한 번도 1등은 못했다"며 "1등에 당첨되기 위해 앞으로도 계속 로또에 도전할 것"이라고 말했다.
>
> 한편 그는 지난 3월 한국 로또에 도전하기 위해 내한한 적이 있다. 당시 17회차에서 10만 원어치를 샀으나 모두 실패해 한국 로또의 매운맛을 봤다.
>
> 그는 "데이터가 좀 부족했다. 나중에 다시 도전해보고 싶다"는 말을 남기고 돌아간 것으로 알려졌다.
>
> 출처: <스포츠경향> 2006.10.30

이 사람의 행동이 무엇이 잘못되었는지 이해가 되나요?

무선성의 개념
- 주사위는 기억력이 없다.
- 지난주 나온 로또 번호는 이번 주의 번호와 어떤 연관이 있을까요?
- 룰렛에서 이미 나온 번호를 보고 연구하는 것은 어떤 의미가 있을까요?

약간의 분석이 필요한 도박에서 돈을 못 따는 이유는 무엇일까요?
- 연구를 하면 돈을 딸 수 있을까요?
- 승률 × 배당 = 1(일정)

스포츠 베팅의 문제들
- 친숙성의 오류
- 죄책감 부재

주식과 비트코인은 도박일까요?
- 주식을 도박화하는 능력
- 당신은 미래를 예측하는 능력이 있나요?
- 주식중독자의 특성

도박중독자의 흔한 인지왜곡 현상들

미신적 사고
- 우연히 일어난 일 : 먹이통 앞의 비둘기

좋은 것만 기억하기 : 큰 승리(big win)
- 가장 크게 딴 기억을 떠올려 보세요. 당시 무슨 일이 있었습니까?
- 잃은 돈   100만 원 × 10회 = 1000만 원
  딴 돈   500만 원 × 1회 = 500만 원
  _____

  결과   - 500만 원

당신의 머릿속에는 무엇이 남아 있을까요?

비현실적 낙관
- 근거 없는 자신감, 자기 과신

아래에 열거된 도박중독자들이 흔히 하는 잘못된 생각에 대해 토론해 봅시다.

종류	내용	당신은?
미신적인 생각 (착각적 상관)	자신에게 행운을 주는 사건이나 물건을 믿는 일 혹은 우연히 일어난 일을 마치 돈을 따거나 잃은 사건의 맥락과 상관이 있는 것으로 믿는 것 예) 특정 물건을 소지하거나 어떤 행동을 하면 딴다.	
통제감의 착각	자신의 기술, 경험, 분석이 도박의 결과에 어떻게든 영향을 줄 수 있다고 믿는 것	
무선성의 오류	확률에 대한 잘못된 이해	
선택적 기억 오류	손해 본 도박은 무시하고, 땄던 것을 더 잘 기억함	

종류	내용	당신은?
친숙성의 오류	스포츠 도박처럼 익숙하거나 연습을 하면 결과에 영향을 미칠 수 있다고 믿음	
시간의 오류	그동안 잃었으니 딸 때가 됐다고 생각함	
해석의 오류	돈을 땄을 때는 자신의 분석 방법이 맞았다고 생각하고, 돈을 잃었을 때는 운이 나빠서 혹은 짜고 쳐서 잃은 것으로 생각	
매몰비용 효과	지금까지 베팅한 돈이나 시간이 아까워서 발을 빼지 못한 채 계속해서 잘못된 의사결정을 함	

어떤 도박이 중독성이 강할까요?

▶ 당신의 주 종목은 무엇입니까?

_____

▶ 왜 많은 도박 중에 그것을 하게 되었습니까?

_____

▶ 어떤 도박이 중독성이 강하다고 생각합니까? 이유는 무엇일까요?

_____

숙제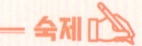

- 이번 시간 배운 것을 복습하기
- 빚에 대해서 적어오기
  - 남아 있는 빚에 대해 구체적으로 적어오기(비용, 대상, 이자, 기간 등)
  - 과거의 빚은 누가, 어떻게 해결했는지 적어오기

예) 재무 현황 _____년 ___월 ___일

일시	금융기관명	대출액	이자	상환 방법	비고
2019년 5월	카드론	10,000,000원	17.5%	부모님이 상환해주심	
2019년 8월	○○저축은행	20,000,000원	9.5%	부모님이 상환해주심	
2019년 9월	소상공인부금	10,000,000원	3.4%	부모님이 상환해주심	
2019년 10월	카드론	8,000,000원	13.5%	민수에게 빌림	
2019년 10월	어머니 카드론	4,500,000원	모름	부모님이 상환해주심	
2019년 11월	민수	1,300,000원		부모님이 상환해주심	
2019년 11월	○○머니	10,000,000원	21%	따서 일부 갚음	
총계					

세 번째 시간

_____년 __월 __일

> **오늘의 내용**
> - 도박의 장단점 비교
> - 빚 문제를 비롯한 경제적 문제에 대한 논의
> - 마음의 빚 갚기

도박의 장단점
무엇이 좋은가?

도박을 끊어서 좋은 점	도박을 했을 때 좋은 점

부인의 얼굴을 그릴 수 있는가?
- 처가에는 언제 다녀왔나요? 가서 기분은 좋았나요?
- 돈을 잃고 집에 들어가서 어떻게 행동했는지 생각해 봅시다.

왜 도박을 끊어야 하는가?
- 도박을 안 해서 좋은 점 > 도박을 했을 때 좋았던 점
- '관계 회복'이 관건

경제적 문제

▶ 현재의 빚은 얼마인가요?
_____

▶ 과거 빚의 꼬리를 남겨둔 적이 있나요? 왜 그랬을까요?
_____

빚에 대한 토론
- 과거에 누가 갚았나요? 왜 가족들이 갚아야 하나요?
- 결과에 대해 책임지기
- 빚을 짊어지고 살자.
- 빨리 해결되면 재발도 빠르다.

어떤 순서로 갚을 것인가?
- 이자를 줄이기
- 가족이 보증을 서는 것은?
- 수입과 지출
- 신용불량을 두려워 말라.
- 생활비가 우선
- 통장은 누가 관리하나요?
- 도박에 좋지 않은 직업

빚을 갚기 위한 현실적인 노력
- 모든 방법 적기
- 가능한 방법은?
- 우선순위 정하기

마음의 빚 갚기
- 눈을 감고 생각해 봅시다. 나의 도박으로 인해 가장 고통 받은 사람은 누구인가요? 누가 먼저 떠오르나요?
- 그에게 어떻게 마음의 빚을 갚을 건가요?
- 이번 주 그를 위해 할 수 있는 것은 무엇인가요? 구체적으로 정해보세요.

숙제

- 이번 시간 배운 것을 복습하기
- 과거 재발 상황에 대해 구체적으로 적어보기
    - 도박을 끊고 얼마 후 재발했는지
    - 스스로 생각하는 재발의 이유는 무엇인지
    - 재발 후 어떻게 되었는지 등

네번째시간

_____년__월__일

오늘의 내용

- 위험상황 피하기 : 급성기 전략 36계
- 재발에 관한 이야기

마음의 빚 갚기 훈련

▶ 지난 시간, 마음의 빚 갚기 숙제는 무엇이었는가?
_____

▶ 실제로 숙제를 했을 때 상대의 반응은?
_____

▶ 숙제 후 나의 심정은?
_____

▶ 이번 주에 할 마음의 빚 갚기 숙제는?
_____

도박욕구 해결하기

위험상황 피하기 : 36계 전법

언제 도박 욕구가 생기는가?
- 외적 문제
  - 전화, 광고문자, 선전, 도박 이야기, 돈이 있을 때 등등
- 내적 문제

- 무료함, 우울, 화, 자포자기 등등

실제 상황
- 전철에서 욕구가 생긴다면?
- 전화가 왔을 때 : 10초룰
- 그런 날이 다시 올 것인가? : 우연히 모든 일이 벌어지는 날

36계 전법
- 지갑에는 1,000원만
- 20년을 끊은 사람
- 하지 않겠다는 말을 하지 말라.

승패의 갈림길
무엇이 문제였는가? 왜 졌는가?
- 10번을 이겨도…
- 어떻게 이겼는가?
- 나를 지키는 힘은?

대안 마련하기
- 당장 할 수 있는 일
  - 목록 작성하기
  - 실천에 옮기기
- 장기적 계획
  - 목록 작성하기
  - 지금 할 수 있는 일

자신을 지키는 무기
- 자신을 위한 기도문
- 자신만의 대책 만들기

1. _____
2. _____
3. _____

재발에 대한 토론
재발하면 박수를 쳐라.
- 이제야 희망이 생겼다.
- 성(姓)을 간 사람들

재발의 문제
- 자포자기
- 내성
- 거짓말

끊기와 재발 : 얼마나 오래 끊어 보았나?
- 왜 끊게 되었는가? 그때의 회상
- 왜 다시 시작했는가? 그때의 심정은?

재발의 신호 알아채기
- 과거 재발 상황에 대해 이야기하기
- 당신의 재발 신호는?
- 재발은 도박하기 훨씬 이전부터 시작된다.

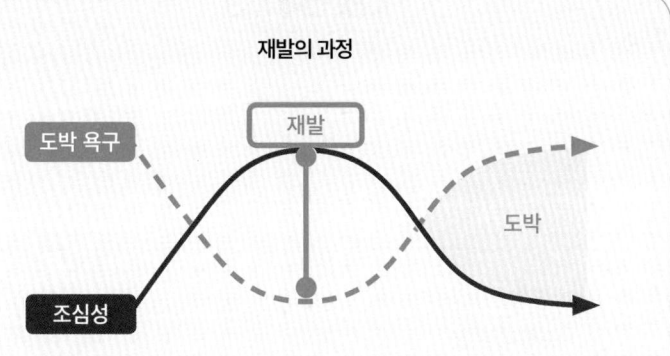

재발은 도박행위가 이루어지기 전에 먼저 일어났다고 보아야 한다. 자신도 모르게 하는 행동들을 미리 점검해야 하는 이유이다.

대안 작성하기

- 구체적 실행 계획 작성하기
- '문제해결기술' 바로 실행하기
- 생각, 행동, 생활, 환경의 변화

숙제

- 이번 시간 배운 것을 복습하기
- 자신의 성격의 장단점 적어오기

다섯 번째 시간

_____년 __월 __일

오늘의 내용

- 성격 문제
- 자기존중감 훈련

성격 문제

성격이란 무엇인가?
- 성격의 정의
- 성격은 변할 수 없는 것인가?
- 도박은 사람의 성격을 바꾸는가?

왜 성격이 중요한가?
- 성격의 변화가 일어나야 하는 이유는?
- 궁극적 치료
    - 도박을 끊는 것이 인생의 목표인가?
    - 더 나은 삶을 사는 것

자기존중감 훈련

도박과 반사회적 성격장애
- 정말로 당신은 성격장애자인가?
- 도박으로 인해 성격이 어떻게 변화했는가?

나의 장점과 단점

나의 장점	나의 단점
_____	_____
_____	_____
_____	_____
_____	_____
_____	_____

새로운 역할을 찾아라.
- 봉사하기
- 누가 모임에서 살아남는가?

── 숙제 ──

- 이번 시간 배운 것을 복습하기
- 가족에게 주는 편지 작성하기

여섯 번째 시간

_____년__월__일

---- 오늘의 내용 ----
- 도박은 가족병이다.
- 중독자 가정의 특성
- 가족과 자녀들에 대한 이야기
- 도박중독은 유전이 되는가?
- 가족을 위한 조언

가족
- 하나의 체계(시스템)이다. 즉 가족 구성원은 상호 의존적이며, 가족의 구조는 가족의 기능들을 성취하기 위하여 서로 함께 연결되어 있다.
- 가족은 친숙한 모습에 안주하는 경향이 있으며, 그것이 비록 고통스러운 것이라고 할지라도 변화한다는 것이 매우 어렵다.
- 가족의 한 사람이 변화할 때 그 가족의 모든 사람이 영향을 받는다.

도박중독 가족의 특징
도박이 가족생활의 중심이 된다.
- 중독자가 도박을 하는지 안 하는지가 가족생활에서 가장 중요한 사건
- 중독자가 필요한 것이 항상 첫째가 되고, 다른 가족들의 필요는 나중 문제
- 현 상태(항상성)를 유지하기 위해 가족들은 다양한 역할을 떠맡는다.

공동 의존상태가 된다.
- 도박중독 문제로 인해 가족들에게 끼치는 부정적인 영향이 너무나 큰데, 오히려 가족이 도박 문제를 해결하는 데 어려움을 주는 역기능적인 역할을 하는 경우가 많다.
- 도박중독자가 큰일을 치르면 가족 중 누군가가 뒷감당
- 이번 한 번만 뒷바라지를 하면 다음부터는 그런 실수를 하지 않겠지 하는 희망 때문
- 그러나 중독자들은 도박과 자신의 행동을 조절할 능력이 없기 때문에 가족의 희망대로 되지 않고 다시 똑같은 실수를 하게 된다.
- 가족은 어쩔 수 없이 다시 한번 뒷감당을 한다. 뒷감당을 하는 가족들은 무척 힘이 들지만 악순환의 늪은 더욱 깊어진다.

폐쇄된 체제가 된다.
- 가족들끼리도, 외부의 누구와도 가족의 도박 문제를 의논하지 않는다. 어느 자매의 이야기 : 서로에게 이야기하지 못한 두려움, 죄책감, 분노
- 비밀 엄수 : "아빠는 사업 때문에 출장 가셨어."

도박중독이 진행적인 것과 마찬가지로, 가족의 문제도 진행성이다.
- 점진적으로 혼돈되어 가고 심각해진다.

의사소통의 문제들
- 불명확한 메시지들 : "아빠 말씀 잘 들어야 해!" 하면서도 어떻게 하면 아빠의 지시를 피할 수 있을까 공모하는 엄마와 오빠
- 잘못 겨냥된 메시지들
  - 배우자가 자녀에게 넋두리

- 배우자가 직접 이야기 못하고 자녀들을 통해 요구
- 반복되는 남 탓 : "넌 이해 못해." "○○ 때문이야!"

예측이 힘들어진다.
- 부모가 자녀들에게 비일관적이 되며, 예측 불가능해진다
- "밥을 차려야 하는데, 집에 들어올지, 안 들어올지?"

가족의 안전을 위협받는다.
- 폭력과 두려움을 경험한다.

자녀들에게 중독 문제가 발생할 가능성이 높다.
- 생물학적 요인, 환경적 요인

중독자 가족들이 공동의존의 다양한 역할을 하게 된다.
- 자칭 전능자 : 모든 것이 정상으로 보이도록 애쓰는 사람
- 영웅 아이 : 완전하게 되면 문제가 사라질 것이라고 생각
- 희생양 : 반항아. 자신이 문제의 근원이라고 생각
- 마스코트 : 모든 사람을 웃게 만들어서 역기능을 은폐하려고 애씀
- 잃어버린 아이 : 고독자. 위축되어 자신을 격리

성인아이 Adult Children of Addicts, ACOA 문제가 생긴다.
중독자 자녀가 성장하여 성인이 되어서도 아동기의 경험으로부터 회복되지 못한 채 부적절하고 미성숙한 행동을 하는 사람들을 일컬어 '성인아이'라고 부른다. 성인기에 나타나는 중독자의 성인아이 문제는 중독자 자녀의 아동기 경험이 갖는 심각함을 알려준다.

당신의 가족은?
- 자녀들이 알고 있는가?
- 자녀들은 어떤 반응을 보이는가?
- 도박이 자녀들에게 미치는 영향
    - 부모의 영향 : 모델링(modeling)
    - 정서적 영향
- 자녀들은 중독의 가능성이 많은가?
- 나는 어떤 아버지였는가?
- 어떻게 대화할 것인가?
    - 언어 vs 비언어

도박중독자의 아내들
- 우울증, 신체화 장애
- 언제 화병이 생기는가?
- GA 모임의 아내들
    - 무엇이 회복의 힘인가?
    - 어디에서 희망을 찾는가?

가족을 위한 조언
- 홀로 선 자만이 남을 도울 수 있다.
- 하지 말라는 말은 하지 말라.
- 공동의존에서 벗어나라.
- 관심의 초점을 바꿔라.

숙제

- 이번 시간 배운 것을 복습하기
- 도박 이외에 할 수 있는 대안 5가지 이상 적어오기

일곱 번째 시간

_____년 __월 __일

오늘의 내용

- 스트레스란 무엇인가? : 스트레스 관리
- 긴장이완 훈련 : 점진적 근육이완
- 대화기술 훈련

스트레스의 종류

- 유스트레스(Eustress) : 긍정적 결과를 가져오는 스트레스
- 디스트레스(Distress) : 부정적 결과를 가져오는 스트레스

구체적인 스트레스 대책

- 실체를 파악하라.
- 일단 구체적으로 기록하여 구별하라.
- 내가 고민해서 해결할 수 있는 것인가?
- 할 수 없는 일 : 받아들이기, 긍정적, 적극적 체념 → 수용

일반적 지침

생활습관의 중요성

- 규칙적 생활의 중요성 : 생활리듬 유지
- 도움을 받을 일인가? : 누구에게, 어떻게?

- 중요한 결정은 미룰 수도 있다 : 상태에 따라

한 번에 한 가지씩 순차적 해결
- 긴장을 줄이는 방법들
- 운동의 중요성 : 신체적 건강, 정신적 건강

도박하는 시간과 하지 않는 시간
- 하는 시간 줄이기
- 하지 않는 시간 늘리기

여가의 중요성 : 대안 마련
- 도박하지 않는 것이 중요한 것이 아니다?
- 못 하는 것 < 안 하는 것 < 안 하는 것이 더 좋은 것

구체적 계획 세우기
- 주로 주말에만 도박하는 경우 : 구체적인 주말 계획 세우기
- 중독자들의 성격 특성 : 새로움에 대한 호기심
  → 대안 마련 시 중요한 고려 사항
- 새로운 관계의 형성 : 새로운 역할의 필요성
  예) GA 모임, 종교, 기타 모임

대화기술 훈련
대화의 중요성
왜 가족 간에 대화가 어려운가?
 예) 아버지의 좋은 충고

- 중요한 재발 요인 : 가족과의 갈등
- 대화의 자세와 기술
- 상대방의 속뜻 알기 예) "나가 죽어라."
- 화가 나면 피하라 : 내가 상대를 이해하기

숙제

- 이번 시간 배운 것을 복습하기
- 자신에게 주는 편지 작성하기

여덟 번째 시간

_____년__월__일

---오늘의 내용---
- 그동안 배운 내용 복습
- 이제 어떻게 할 것인가?
- 나에게 쓰는 편지
- 수료식

도박 빚을 딸로 갚은 비정한 아빠

파키스탄의 한 소녀가 15년 전 아버지가 도박에서 돈을 잃은 대가로 중년의 남성에게 팔려갈 위험에 놓였다. 로이터 통신에 따르면 아버지는 딸이 두 살쯤 되었을 때 도박판에서 "혹시 돈을 잃으면 딸을 줄 테니 돈 대신 갚는 것으로 해달라"고 했고 결국 그동안 아무것도 모르고 지내온 이 소녀는 도박에 져 무일푼이 된 아버지 때문에 40대 남성에게 팔려가게 되었다. 아버지가 15년 전 도박으로 진 빚은 1만 루피(한화 약 14만 원)로 알려졌다.

무엇이 가장 큰 잘못인가?

이 기사를 보고 무슨 생각이 드는가? 이 아빠가 무엇을 잘못했는지 알겠는가?

이제 어떻게 할 것인가?

집단치료 중 도박을 한 적이 있는가?
- 솔직함의 중요성
- 욕구가 올라온 적은 있는가?
- 어떻게 대처했는가?

앞으로 욕구가 생길 때의 구체적 전략은?

자신을 시험하지 말라

필요하면 선포하라

실수를 극복하기

치료, 그리고 '치유와 회복'

자신에게 주는 편지

나의 분신 같은 훈에게

주위 사람들이 나에게 늘 하던 말이 있단다. "훈아, 너는 뭐든지 열심히 하고 성격도 활달하고 일도 잘하고, 단점을 찾아볼 수가 없어." 이제야 조금은 알 것 같구나. 그렇게 인정받던 나 자신을 도박이 얼마나 바꾸어 놓았는지를. 이제 도박을 빼고 나면 아무것도 남은 게 없다는 사실이 참으로 안타깝구나.

나 스스로를 인정하는 데 이렇게 오랜 시간이 걸리다니, 참으로 바보처럼 살아왔다는 사실에 새삼 몸서리가 쳐지는구나. 언제부턴가 맹인이 되고 만 나에게 "안 보이지? 치료받으러 가자" 하며 그 곱던 아내가, 이젠 표정조차도 없어진 얼굴로 나에게 권하곤 했지. 그 말을 받아들이기가 왜 그리 어려웠을까? 비겁하고 한심한 일이었지. 도대체 무엇이 그리도 두려웠던지, 왜 그렇게 살아왔는지.

지난 8주간, 난 참으로 행복했단다. 그리고 난 깨달았단다. 첫째, 도박을 끊는 것은 힘든 일이라는 사실, 둘째, 자신을 찾는다는 것은 더 힘들다는 사실, 셋째, 내 가정을 지키는 것은 더더욱 힘들다는 사실, 그리고 마지막으로 인간답게 산다는 것은 더욱 더더욱 힘들다는 것을.

그러나 나는 이제 거꾸로 거슬러 올라가려고 해. 먼저 인간답게 살도록 노력하고, 내 가정을 지키기 위해 노력하고, 다음에 내 자신을 찾도록 노력하고, 맨 마지막이 도박을 끊는 일이야. 그냥 도박을 끊는 것이 우선이 아니라는 사실을, 도박을 끊는다고 만사가 해결되지 않는다는 사실을 이제야 깨달았단다.

아직 자신은 없단다. 유혹이 오면 어쩌면 다시 넘어질지도 몰라. 힘들면 그동안 배운 기술을 총동원해서 도망가지 않고 싸울 거야. 그래도 안 된다면 최소한 숨기지는 않을 생각이야. 난 절실해.

사랑하는 훈아.

가족과 함께 여행도 가고 싶고, 책도 읽고 싶고, 친구도 만나고 싶고, 부모님께 효도도 하고 싶구나. 운동도 하고 싶고, 직장에서 인정도 받고 싶고 뭐든지 하고 싶단다. 욕심이 많지? 그동안 도박으로 인해 하지 못했던 모든 일들이 내 속에서 아우성이란다.

차분하게 하나하나 잘 풀어갈게. 너도 잘 지내.

널 소중히 여기는 훈이

치료를 넘어 치유와 회복으로 가는 길

- 치료 : 조절력을 얻고 도박을 끊는 것
- 치유와 회복 : 본성을 회복하는 과정

단순히 도박을 끊는 것을 넘어 성장을 통해 새로운 삶으로 나아가는 것

守株待兎(수주대토)

지킬 수(守), 그루터기 주(株), 기다릴 대(待), 토끼 토(兎)
'그루터기를 지키며 토끼를 기다리다.' 즉, 노력하지 않고 요행만을 기대하는 것을 비유하는 말이다.

> 송(宋)나라에 한 농부가 있었다. 농사에 지쳐 잠시 밭 가운데 있는 나무 그루터기를 베개 삼아 자고 있는데 토끼가 달려오더니 나무 그루터기에 부딪혀서 목이 부러져 죽었다. 이걸 시장에 내다 파니 돈이 되는 것이 아닌가? 세상에 이렇게 쉽게 돈 버는 방법이 있는데 그동안 나는 왜 힘들게 농사를 지었던가? 나무 그루터기를 베고 자면 돈이 들어오는데. 농부는 다음 날부터 농사일을 멈추고 나무 그루터기를 지키며 토끼를 다시 얻기를 기대했지만, 토끼는 얻지 못하고 자신은 송나라 사람들의 웃음거리가 되었다.

농부의 잘못은 무엇일까? 농사를 짓는 일을 멈추고 토끼를 기다린 어리석은 농부, 우리가 마땅히 해야 할 일을 뒤로하고 도박에만 빠져 있었던 시간들, 나무 그루터기를 베개 삼아 누워 있던 그 농부와 무엇이 달랐을까?

도박 없이도 행복한 인생을 위하여!

"여러분과 함께한 시간이 치료자들에게도 행복한 시간이었습니다. 조금씩 변해가는 모습들, 조금씩 밝아지는 표정들을 보면서 우리도 희망을 가집니다. 우리는 5년 후 여러분이 도박을 끊고 잘 살고 있을지, 또 도박을 하고 있을지 잘 모릅니다. 그러나 최소한 지금처럼 살지는 않을 것이라는 확신을 가지고 있습니다. 도박을 끊는 것이 얼마나 힘든 일인지 배웠습니다. 이제 우리는 치유와 회복으로 가는 긴 여정의 출발선에 서 있습니다. 우리와 함께했던 시간이 앞으로 펼쳐질 그 긴 여정에 조금이라도 도움이 되었기를 바랍니다. 이제 마지막 시간을 마치지만 사실 이 시간은 마지막 시간이 아니고 첫 시간, 이제 시작의 시간이라는 것을 명심하기 바랍니다. 집에 가서 처음부터 다시 공부하시고, 여기 참석했을 때의 그 마음이 우리 삶 속에서 계속 유지될 수 있도록 스스로를 끊임없이 돌아보아야 할 것입니다. 긴 여행이 될 겁니다. 쉽지는 않을 겁니다. 그래도 여기 모인 우리 모두는 행복한 사람입니다. 아직 우리에게는 희망의 유전자가 남아 있습니다. 도박 없이도 행복한 인생을 위해 우리 모두 함께 나아갑시다."

수료증

성명 : _____

_____은(는) 집단치료 과정을 무사히 마치고 이 자리에 섰습니다. 길지 않은 시간이었지만 많은 것을 보고 듣고 배우고 함께 경험들을 나누었습니다. 그동안 도박한다고 수고가 많았습니다. 그러나 이제 이 과정을 통해 지난 시절 힘들었던 시간을 돌아보며 새로운 삶을 설계했습니다. 동료들과 함께했던 집단치료를 통해 당신은 새로운 삶을 살아갈 힘과 용기를 얻었습니다.

이제 당신은 새로운 출발점 위에 서 있습니다. 단순한 치료를 넘어 치유와 회복을 향해 나아가는 첫 발걸음을 내딛는 순간입니다. 힘들고 지치더라도 쓰러지지 않도록 노력할 것입니다. 쓰러지면 바로 일어나 다시 앞으로 나아갈 것입니다.

이제 당신은 혼자가 아닙니다. 동료와 가족, 그리고 치료진이 늘 함께할 것입니다. 여기 모인 우리는 _____이(가) 자랑스럽습니다. 도박 없이도 행복한 삶, 그 새로운 삶을 향해 출발하는 _____에게 뜨거운 격려와 함께 이 증서를 드립니다.

도움 받을 수 있는 기관

한국도박문제관리센터
- 도박 문제의 예방 활동 및 홍보, 치유와 재활을 목적으로 2013년 개원한 공공기관
- 전국적으로 센터를 운영하고 있으며, 누구나 무료로 이용할 수 있다.
- 지역마다 전문상담센터, 전문병원의원과 네트워크를 형성하여 의뢰하는 지원 프로그램도 운영하고 있다.
- 홈페이지 : www.kcgp.or.kr
- 헬프라인 전화 : 1336 (무료, 365일 24시간 운영)

도박중독 외래치료 지원사업
- 지역마다 협약이 된 전문의료기관과 연결하여 병원 치료 시 치료비 지원을 해주고 있다.
- 한국도박문제관리센터에 문의하면 가까운 병원을 소개해준다.

자조 모임
- 한국 단도박 모임 (02-888-8320, www.dandobak.co.kr)
- 한국GA & GAM-ANON
  (02-521-2141, 02-522-8483, www.dandobak.or.kr)

한국중독정신의학회
- 중독질환을 전문적으로 연구하고 치료하는 정신건강의학과 전문의들의 학회로, 지역 내 가까운 중독 치료 병원을 확인할 수 있다.
- 홈페이지 : www.addictionacademy.org

어쩌다 도박

초판 1쇄 발행 2020년 7월 23일
초판 7쇄 발행 2023년 6월 12일

지은이 신영철, 최삼욱, 하주원
펴낸이 김능구
펴낸곳 블루페가수스

책임편집 정민규
디자인 데시그 호예원
마케팅 김가은
SNS 홍보 김자경
경영지원 정성훈

출판등록 2017년 11월 23일 (제2017-000140호)
주소 07327 서울시 영등포구 여의나루로71 동화빌딩 1607호
전화 02)780-4392 **주문팩스** 02)780-4395
원고투고 hanna126@hanmail.net

ⓒ 2020 신영철, 최삼욱, 하주원

ISBN 979-11-89830-08-3

이 책은 저작권법에 따라 보호를 받는 저작물이므로 무단전재와 무단복제를 금합니다.
이 책 내용의 전부 또는 일부를 이용하려면 반드시 저작권자와 블루페가수스의 서면 동의를 받아야 합니다.
이 도서의 국립중앙도서관 출판예정도서목록(CIP)은 서지정보유통지원시스템 홈페이지 (http://seoji.nl.go.kr)와
국가자료공동목록시스템(http://www.nl.go.kr/kolisnet)에서 이용하실 수 있습니다.
(CIP제어번호: 2020029470)

• 책값은 뒤표지에 있습니다.
• 잘못된 책이나 파손된 책은 구입하신 서점에서 바꾸어드립니다.